（日）庵野拓将 著 张军 译

科学正确的减肥法

传授切实可行的减肥方法

U0225633

北方联合出版传媒（集团）股份有限公司
辽宁科学技术出版社
·沈阳·

庵野拓将

Anno Takumasa

物理治疗师、健身教练、医学博士。研究生毕业后就职于大学医院康复中心，为伤者、患者以及运动员提供康复、健身指导，至今已经参与了6万人次的康复训练。为了将世界最尖端的研究成果应用于训练中，在大学医院工作之余还进行研究并撰写与发表相关学术论文，著有《经科学证明的最强肌肉训练图解》。

博客"复健memo"的博主。
该博客推介以肌肉锻炼、运动营养学为主的最新研究报告。

图书设计：菊池祐
DTP: tea-house

前言

首先声明，本书撰写的内容并非是所谓的"简单的减肥方法"。因为没有人能轻易瘦下来。

一开篇就这样说，在您看来似乎是很残酷的，但这确实是有关减肥的不容置疑的事实。

社会标榜"瞬间""轻松"等甜言蜜语的减肥书籍和视频比比皆是。也许您会认为，这岂不是和我刚才说的相互矛盾？但是，这些都是利用"不简单"这一事实而采取的一种销售战略。越是经历过反弹等痛苦的人，越能意识到"减肥并不容易"，所以才会被那些甜言蜜语所迷惑而趋之若鹜。

我作为物理治疗师在医院工作的同时，还在博客"复健 memo"上一直介绍一些已被证明是科学且正确的肌肉锻炼法、运动营养学、减肥法。"减肥并非易事"这一事实，也是查阅各种研究报告之后得到的见解，并从物理治疗师的角度进行了阐述。

关于减肥，我传递出的似乎都是些或多或少令人感觉悲观的事实，当然也有切实成功的减肥方法。那就是：

① 了解减肥的相关原理。

② 采用科学正确的方法。

③ 重新审视自己的生活方式。

④ 毫不勉强地坚持下去。

在没有任何减肥知识的情况下，盲目听信"轻松减肥"的谣言，就会失败。之所以无法将减肥坚持下去或很快出现反弹等现象，均是因为不知道减肥的原理而盲目地去做。

因此，本书将介绍目前已经明确的"科学正确的减肥方法"。通过已被科学所验证的"应该做的事"与"不应该做的事"的组合，使我们能够有效地推进减肥。

但是，这并不是一本可以使您快速减肥的书，阅读本书您可能会觉得有点儿难。特别是您会觉得"了解原理很麻烦"，这也是可以理解的。肥胖是一个世界性的问题。在过去的 50 年间，肥胖人士在世界范围内不断增加，现在已经达到了可以称作肥胖大流行的程度。肥胖会降低生活质量，大大增加了罹患糖尿病、高血压、心肌梗死、脑中风、痴呆症、骨关节炎、睡眠呼吸暂停综合征、癌症等疾病的风险，甚至会缩短寿命。

为了控制肥胖的大流行，营养学、运动生理学、睡眠医学、进化论等现代科学，正在夜以继日地为解决这个问题而努力着。虽然没有必胜的方法，但是现代科学已经通过分析肥胖的原理等方式，推导出若干"攻略"。

我多次强调减肥没有简单的方法。但是，了解现代科学所揭示的肥胖原理，采用科学减肥方法，乍一看似乎绕了很远的路，但实际上却是通往成功的捷径。简单来说，所谓的攻略，就是将合理的饮食、充分的运动和充足的睡眠进行综合实践。也就是说，可以通过减肥获得健康的身体。

如果本书能帮助大家实现健康减肥，实在是三生有幸。

庵野拓将

在阅读本书之前了解
什么是"科学正确"

在阅读本书之前，我先简单介绍一下所谓的科学根据（亦可称证据）。

一言以蔽之，"证据"的可信度是有等级的。证据的等级越高，其可信度越高，证据等级低，其可信度亦低。这主要取决于研究方法。这些知识可以帮助我们解读证据并判断信息是否正确。

▶ 干预性研究与观察性研究

展示证据的研究方法大致可以分为干预性研究和观察性研究。这两种研究方法最大的不同在于比较的质量。

干预性研究是将受试者分为施加干预的干预组和不进行干预的对照组，来进行比较的研究方法。

观察性研究是对对象不采取积极的行动，而是对发生的事情进行如实的观察记录，并对其结果进行分析。因此，与观察性研究相比，通过干预性研究所得到的结果具有较高的比较质量，由此可以判断其证据水平较高。

由此可见，通过依据其研究方法的比较质量可以判断证据的等级。在干预性研究中，证据等级最高的是随机对照试验（RCT）和单盲法的组合。

在随机对照试验中，对象的选择是随机的。进而在研究者不知道是否介入的情况下（通过双盲实验），验证其效果。通过这样的研究方法，可以消除受试者无意识地认为这种干预是有效的臆想（安慰剂效应）。

由此，通过高质量的比较，可以判断该研究结果的证据水平。仅通过随机对照试验就足以判断为证据水平很高的研究方法。而非随机选取研究对象的非随机对照试验（NRCT）由于比较质量较低，所以属于证据等级稍低的研究方法。

◉ 荟萃分析与系统评价

证据等级最高的研究方法是荟萃分析和系统评价。

为什么荟萃分析和系统评价是最强的，因为它们是对过去报告的研究结果进行总结分析和评价的产物。此外，这两种研究方法还可以消除发表偏倚（publication bias）。所谓发表偏倚，指具有统计学显著性研究意义的研究结果较无显著性研究意义和无效的结果被报告和发表的可能性更大。也就是说，"这个训练没有效果"这一消极的研究结果，比"这个训练有效果"的积极研究结果更难发表出来。如果只收集积极的研究结果，消极的研究结果就会被遗漏。

因此，为了避免出现发表偏倚，荟萃分析可以将积极结果和消极结果结合起来进行分析，从而得出可信度更高的结论。这也是荟萃分析和系统评价的证据水平最强的原因之一。

尤其是对将那些原本只收集证据水平较高的随机对照试验结果进行的荟萃分析，是一种更强有力的研究方法。如果是只收集水平低的证据结果而进行的荟萃分析，那么只能得到证据水平同样低的结果。

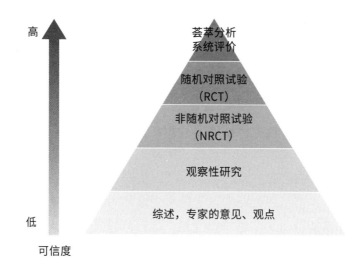

高

低

可信度

荟萃分析
系统评价

随机对照试验
（RCT）

非随机对照试验
（NRCT）

观察性研究

综述，专家的意见、观点

证据金字塔

荟萃分析和系统评价虽然是显示最强证据的研究方法，但同时也需要注意，它们会被基础研究的质量所左右。

从证据的角度，将上述研究方法进行层次化的便是"证据金字塔"（上图）。

▶ 正确、科学的使用方法

科学技术日新月异。话虽如此，即使在科学技术不断发展的现代，人体与食物等的功能和机制仍有许多谜团有待解开。

因此，似乎与前面所述相互矛盾，但是在这里我还要说的是，即便是最新的研究结果，也只是目前现有的证据，是目前科学方面的正确信息而已。

本书将尽可能地以证据水平最高的最新荟萃分析和系统评价为中心进行介绍。今后，如果开发出新的技术和研究手法，或出现更可靠的研究报告，那么，在此之前被视作是"常识"的理论也很有可能会变成"非常识"。

另外，研究结果是通过统计分析而得出的。

这里重要的是，统计所获得的事实不可能完全一般化。即使研究报告结果显示为有效的体重减轻，但其中也可能存在"离群值"。

因此，在使用同样的减肥方法时，即使大多数是有效的，但仍会出现一定数量的无效情况。这就是统计事实和经验事实之间存在差异的原因所在。正因为如此，在不断更新知识的同时，实际去试用这些研究结果，亲自去验证其效果也是很重要的。

从中发现的适合自己的减肥方法才是正确科学的方法。

目　录

序　关于减肥的5个新常识

第1章　人为什么容易发胖

第2章　保证充足的睡眠，为减肥打好基础

第3章　饮食管理的第一步是戒掉超加工食品

第4章　减肥饮食和增肥饮食的区分方法

第5章　培养减肥习惯，健身

第6章 成功减肥的公式"饮食×运动×睡眠"

序

关于减肥的
5个新常识

▶【新常识①】
身体发胖是被"设计"好了的

"为什么减肥总是坚持不下来?"

"在开始减肥的初期体重明明减了下来,3个月后又反弹了""明明知道吃点心会导致减肥失败,但还是忍不住去吃,这是为什么呢?"

为了健康,为了塑造有魅力的身材,很多人开始减肥。

但是,能够按照自己的想法进行减肥的人毕竟是少数。大多数人都是觉着自己也能做到而开始的,但一旦遭遇挫折,就会自责。不仅减肥不顺利,自尊心也受到了伤害,可谓是"屋漏偏逢连夜雨"。

那么,为什么减肥会失败呢?

可以断言,减肥坚持不下去不是你的问题。因为我们的心理和身体本来就是为了肥胖而设计的。

数百万年前的旧石器时代,人类作为狩猎民族,生活处于食不果腹的半饥饿状态。因此,进化需要人类尽可能地多吃那些可以作为脂肪储存下来的糖类和脂质。我们之所以觉得糖和肥肉好吃，就是因为有这样的进化过程。

现代的我们，带着这个生来就被安装好了的程序，生活在一个可以饱食的时代。无法持续减肥并不是你的错，而是其中存在着"使人发胖的机制"。

在第1章中，将对我们原本就具备的这套"肥胖机制"进行详细解说。首先，从了解阻碍我们减肥的敌人的真面目开始。

▶【新常识②】
减肥的基础是"睡眠"

"明明每天的工作都很忙，体重却不降反增。"
"每天都运动，却总是达不到想要的效果。"
"吃零食已经成了习惯。"

如果有这些烦恼的话，可能是睡眠出现了问题。睡眠不足是减肥的大敌。顺便说一下，睡眠不足的人通常周末会用"睡大觉"的形式来补觉，但这并不能解决睡眠不足的问题。要想减肥成功，平日里一定要注意保证充足而优质的睡眠。

　　睡眠不足会导致食欲大增。尤其会特别想吃又甜又腻的超加工食品，这会造成减肥无法持续，也给反弹带来了机会。而且还会降低运动效率，影响减肥效果。我们会为了减肥而努力吃减肥食物，拼命地进行运动，但是如果睡眠不足，这些都变得毫无意义。

　　第 2 章介绍有关睡眠不足给减肥带来负面影响的最新见解，并阐明良好睡眠是减肥的基础保障。

▶【新常识③】
即使多吃也能减肥的碳水化合物

　　"若要减肥，是不是应该拒绝吃米饭或意大利面？"
　　"因为不吃碳水化合物，所以无法抑制饥饿感。"

　　白米、面包、意大利面等碳水化合物被称为"减肥大敌"，其原因鲜为人知。

　　碳水化合物含有很多糖类。也就是说，摄取碳水化合物和吃糖是一样的。那么，是不是只要避开所有含碳水化合物的食物就可以了呢？这也是不对的。

近年来，人们普遍认为，避免摄入会使人发胖的碳水化合物，而食用能使人减肥的碳水化合物，就能减轻体重。

很多人在减肥时受挫，是因为限制碳水化合物的摄入而太过痛苦，如果能将会使人发胖的碳水化合物"替换"成可令人减重的碳水化合物，就能帮助我们持续进行减肥。重要的是，要了解两者的不同，选择能减肥的碳水化合物。

以往的减肥主要着眼于能量（卡路里）的摄取量，但现代营养学更关注"能量的质量"。

第 3 章将介绍碳水化合物和脂质等营养素对体重和体形产生影响的原理，以及减肥食品的选择方法。忍着不吃不是减肥，正确地吃才是王道，是将减肥长期坚持下去的诀窍。

▶【新常识④】
减肥成功的关键是蛋白质

减少进食量是减肥的重要手段。但是近年来，减肥出现了新模式。

从"减少饮食"到"降低食欲"其中最重要的营养素就是"蛋白质"。

蛋白质的摄取会对食欲的机制产生影响，减少饥饿感、增加饱腹感。蛋白质具有抑制食欲升高的功能。另外，蛋白质还具有促进因饮食而引起能量消耗额外增多的"饮食诱导产热（DIT）"的作用。而且，还能抑制因减肥而导致的肌肉量减少，起到防止反弹的作用。

但是，并非所有的富含蛋白质的食物都是绝对有用的。肉有"容易使人发胖的肉"和"不容易使人发胖的肉"。另外，乳制品的食用方法如果出现错误的话，也会成为发胖的主要原因。第4章将详细介绍蛋白质对减肥的有效性以及如何识别哪些是有利于减肥的蛋白质。

▶【新常识⑤】
防止反弹的方法是慢跑和肌肉锻炼

"努力控制饮食，但体重却迟迟不减。"

"好不容易减下来的体重，过了一年还是会反弹。"

"难道没有防止反弹的方法吗？"

在减肥之初的 1～2 个月里，只要控制饮食就能减轻体重。但之后，体重就很难减轻了。这是因为大脑感知到脂肪减少后，会产生"不能再减少脂肪"的生理反应。人类本来就是为了变胖（增加脂肪）而设计的，所以脂肪的减少对大脑来说是一种生存受到威胁的信号。因此，产生了通过储存脂肪等方式来增加食欲、减少能量消耗的生理反应。这就是减肥后期出现体重难以减轻、产生反弹的原因。

另外，最新的研究报告表明，除了脂肪量的减少，肌肉量的减少也是造成反弹的主要原因。在减肥过程中，能量摄取量的减少不仅会减少脂肪量，还会导致肌肉量的流失。肌肉量的减少也是引起反弹的原因之一。

因此，为了防止反弹，建议大家进行慢跑等有氧运动和肌肉锻炼。

在第 5 章中，在了解反弹机制的同时，将介绍如何在减肥后期也能有效减轻体重、防止反弹的有氧运动和肌肉锻炼的"方法论"。

第 1 章

人为什么
容易发胖

1-1
人被"设计"成
容易发胖的体质

"这次无论如何都要瘦下来!"

虽然下定决心开始减肥,但一看到甜食,肉汁满满的汉堡包,油炸的薯条,还是忍不住吃了起来。

面对这种情况时,你是否会被"为什么我意志这么薄弱""为什么我贪吃"等厌恶感所折磨呢?

对于这个烦恼,现代的进化心理学是这样回答的。

"这并不是因为意志薄弱。"

"而是因为人的心理和身体本来就是为了肥胖而被设计的。"

● 旧石器时代的食物状况是人容易发胖的原因

人的精神和身体是为了发胖而被设计的。为了解开这个谜团，我们需要追溯至数百万年前的旧石器时代。

曾经以狩猎和采集为生的人，吃的是他们能够得到的肉、鱼、树的果实（坚果）和水果。狩猎很难确保拥有稳定的食物，有时会发现猎物，有时几天都找不到。因为被迫过着非常不安定的生活（半饥饿），所以摄取不到足够的营养是理所当然的。

因此，人类为了得到更稳定的食物，确立了农耕和畜牧。

虽然历尽千辛万苦终于克服了饥饿，但是从狩猎到农耕却花费了数百年的时间。很难想象他们在如此漫长的岁月中进行着怎样的挣扎。

其关键就是"脂肪"。人类与其他灵长类动物相比，是一种胖乎乎的生物。大猩猩、黑猩猩等的体脂率，成体约 6%，幼体约 3%。然而，人类的新生儿有 15%，幼年时期增加到 25%，成年后男性为 10%，女性为 20%。

为什么人会有这么多脂肪呢？这与大脑的大小有关。人类的大脑比其他灵长类动物大得多，安静状态下的能量消耗量占身体代谢量的 20% ～ 30%（相当于

280 ~ 420kcal）（1kcal=4.186kJ）。

另外，人类为了追逐猎物，平均每天要奔跑或行走15km。而且大多数情况下都是在空腹的状态下进行的。在这种状态下，女性比男性更困难。母亲必须给婴儿哺乳，需要比平时消耗超出20%~30%的能量。

在旧石器时代，为了能够源源不断地给大脑提供能量、捕获猎物、养育孩子，最重要的是如何确保具有剩余能量。而使这种供给成为可能的是脂肪。若要在粮食状况严峻的半饥饿时代生存下去，有效地储存脂肪并将其转换成能量的机制是非常重要的。

▶ 人类依靠脂肪度过饥荒

通过饮食将营养素所具有的能量吸收到体内的过程叫作"能量摄取"，相反，通过运动等方式来消耗体内积蓄的能量，称为"能量消耗"。能量摄取和能量消耗的平衡被称作"能量平衡"，脂肪的增减基本上是在这个平衡被打破时产生的。

脂肪增加的时候，能量摄取量高于能量消耗量，呈现出能量在体内积蓄的状态。相反，当能量消耗量大于能量摄取量时，能量收支为负，为了补充不足的能量，人体就会将脂肪转换为能量。

依靠这种能量平衡机制，人类在能够吃到东西的时候，将吃到的多余脂肪作为能量蓄积下来，饥饿的时候将蓄存的能量转换成脂肪，通过狩猎和育儿等活动生存下来。

这就是在旧石器时代"脂肪"之所以重要的原因。那么，怎样才能有效地增加脂肪呢？

有效的方法是增加能量的摄取量，摄取高能量（高热量）的食物。

● 令人觉得美味的含有糖类和脂质的食物留存了下来

在糖类（碳水化合物）、蛋白质、脂质这三大营养素中，能量最高的是脂质。1g脂质含有9kcal的能量，糖类和蛋白质含有4kcal能量。也就是说，摄取高脂质的食物，容易蓄积脂肪。但是，在旧石器时代，要想摄取大量脂质，就必须狩猎脂质含量高的猎物，但脂质含量高的食物却很难得到（因此，脂质含量高的肉是对人们来说是珍馐美馔）。因而，在那个时候，人们喜欢摄取的是糖类含量多的树上的果实和水果。

糖类是一种能量成本较低的营养成分，它可以迅速在体内代谢，并作为葡萄糖转化为能量。因为树的果实和水果的采集比狩猎更容易，所以它们是人们获得能量的有效食物。

像这样，为了储存脂肪，尽量多地摄取糖类和脂质是旧石器时代为了克服饥荒的一种饮食战略。虽然人类对食物有好恶，但是觉得糖类和脂质"不好吃"的个体在旧石器时代是无法生存的。那些觉得糖类和脂质"很好吃"而吃很多的个体，他们因脂肪的蓄积而生存下来，得以子孙繁荣。他们的后裔就是我们现代人。

● 现代人的心理仍停留在旧石器时代

进化心理学认为，"我们的心（脑）依然处于旧石器时代"。人类是在数百万年的漫长岁月里，为了适应非洲大草原等各种各样的环境而进化过来的。

因此，即使在现代，我们也会本能地害怕黑暗，只要感觉到自己身后有人，就会心生厌恶。这是在旧石器时代为了不被猛兽袭击而产生的情感。

在旧石器时代，男女当中，没有嫉妒心的个体会因无法繁衍后代而被淘汰。有嫉妒之心的男女会设法将对方留住，有利于子孙繁荣。结果，我们的大脑也将嫉妒心继承下来。

而且，那些觉得甘甜的糖类和油腻的脂质含量多的食物"好吃"的人，选择性地得以存活下来。作为其后裔的现代人的大脑中已经安装了一种让人觉得糖类和脂质"美味"的程序。所以我们才会爱吃甜食、脂肪丰富的肉类和快餐。

因为有"为了生存"这样的理由，所以我们就能理解为什么有人会因自己最喜欢的甜点被夺走而愤怒了吧。因为人类被输入了"能积蓄的时候，尽量积蓄"的意识。

● 肥胖的原因是"容易发胖的身体"和"饱食时代"

虽然我们的心理和身体的机制仍处于半饥饿的旧

石器时代，但生活和饮食环境已经发生了巨大变化。现代社会，陆地、天空、海洋的交通网都很发达，人们不再会为了狩猎而四处奔波，也不会花好多天在陆地上移动。而且，稍微走几步就有便利店和超市，很容易就能买到富含糖类和脂质的食品。路上还有很多自动售货机，可以随时喝到含有大量糖类的清凉饮料。也就是说，我们已经进入了"饱食时代"，但内心和身体却一直停留在旧石器时代。这种不匹配的结果就是"肥胖"。

　　虽然你已经开始减肥了，但当你看到甜食、富含肉汁的汉堡包、油炸薯条时，你的那颗依然活在旧石器时代的内心还是会这样嘀咕：

　　"快吃!"
　　"储存脂肪才能活下去。"

　　这就是我们的身心被设计成肥胖的原因。

1-2
火让人更胖

旧石器时代，食品状况严峻的原因不仅与捕获量有关，还与食用方法有关。捕猎到的猎物的肉用石器肢解，果实采用腌制，都是直接生吃。在生食的情况下，用嘴很难咬断自不用说，而且因为猎物身上有寄生虫和细菌等，所以发生食物中毒和传染病的风险也很高。

于是，人类发现可以利用"火"来消除这些隐患。

▶ 火的使用极大地增加了饮食的可能性

虽然确切的时间不明，但据说在 2 万年前，人类就开始使用火进行烹饪了（其依据是从 2 万年前开始，人类的牙齿逐渐缩小）。

使用火的契机是"山火"。人们在火灾后的废墟中发现被烧死的动物。试着吃了它的肉之后感觉非常柔软好吃，由此就掌握了用火烤肉和烧树上的果实等"加工技术"。

烧烤可以杀死细菌，减少感染疾病的风险。因此，使人的寿命得以延长，为人口的增长做出了贡献。

食物在加热后变软，单位时间的摄取量增多。单位时间内的摄取量被称作"摄取率"。

人类的胃和肠等消化器官原本就比其他动物的小。在遇到火之前，一直都是由这小小的消化系统来消化坚硬的食物，所以摄取率很低。但是，食物经过加热之后，消化就变得容易起来。比如生土豆，能够在体内消化的只有 5% 左右，其余的会被排泄出去。与此相对，加热后的土豆消化率高达 95%。

人类通过"加热"这种加工技术，减少了罹患疾病的风险，增加了能量的摄取率。这样可以增加运动量，使身体变得强壮。

与火的邂逅，使人们拥有了营养良好的身体，为旧石器时代的繁荣做出了巨大贡献。

▶ 近代的工业化使加工技术进入新领域

旧石器时代结束之后，大约在 1 万年前开始发展农耕，人类由此定居下来。人类在农业的基础上，还发展了畜牧业，不仅摄取谷物，还摄取牛奶和鸟蛋等。另外，用这些食物进行加工的乳制品也被生产出来。

随着食品生产方式和加工技术的发展，不仅能摄取碳水化合物，还能持续摄取蛋白质和脂质，这三大营养素的摄取，使人类的健康程度越来越高。

18 世纪中叶至 19 世纪发生的工业革命，使食品加工技术进入了一个崭新的领域。

进入工业化时代以后，食品行业开始使用普通人家厨房里没有的人工调味料、甜味剂、香料、色素、乳化剂、稳定剂、防腐剂等，并陆续生产出各类加工食品。

为了使肉更容易入口，进行了肉末加工，用人工调味料调味，并加入稳定剂使其变软。因为添加了防腐剂，生鲜食品也可以进行长距离运输。

工业革命之后的食品加工技术为延长人类寿命做出了巨大贡献。1947 年，日本男性的平均寿命为 50.0

岁，女性为 53.9 岁。2018 年男性为 81.2 岁，女性为 86.9 岁，大约延长了 30 岁以上。寿命的延长虽然也包括教育、医疗、时代背景等因素，但其中食品加工技术的发展起到了很大的作用。

但是，近年来，人们开始发现这项技术对健康会产生负面影响。

那就是"超加工食品"。

薯片等零食、冰激凌、含糖清凉饮料、巧克力和薯条、汉堡包、热狗、鸡块这些食品是为了提高人们"好吃，还想再吃"的嗜好性食欲而被加工出来的，转眼间就扩散到了世界各地。为什么人们如此喜欢超加工食品？因为这些食品当中大量使用了从旧石器时代开始人类就喜欢吃的糖类和脂质。近年来，人们发现，超加工食品会导致肥胖，并且其原理也逐渐明晰起来。

1-3
甜食导致肥胖的原理

我们都非常喜欢吃甜食，而且都超级喜欢吃蛋糕、巧克力以及含大量砂糖的碳酸饮料。为什么会如此喜欢吃甜食？这也与旧石器时代的食物状况有关。糖类不仅是大脑的能源，还会被作为脂肪储存起来，是一种非常稀有的营养素。进化使人一发现甜食，就会本能地认为"必须多吃"。

在现代，糖类被认为是会使人发胖的营养素，为了减肥，提倡进行糖类限制，减少碳水化合物等糖类的摄取量。

那么，摄取大量糖类为什么会发胖呢？下面我们来分析一下其原理。

▶ 奶油蛋糕使人发胖的原理

这里以奶油蛋糕为例。

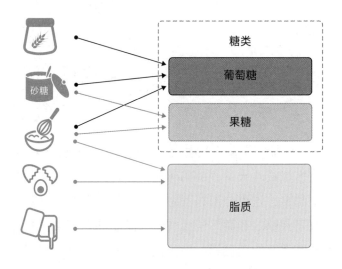

图1-1　蛋糕的原料分为糖类和脂质

　　奶油蛋糕是由面粉、黄油、鸡蛋、鲜奶油和大量的砂糖制成的(图1-1)。面粉是去除小麦的果皮、种皮、胚芽等膳食纤维而制成的，其成分大多是淀粉。淀粉是由单糖类葡萄糖（葡萄糖）结合而成的。鲜奶油是乳脂肪，含有砂糖。砂糖是由葡萄糖和果糖这两种单糖组成的。

　　除此之外，在制作蛋糕的过程中还会大量使用砂糖。黄油和鸡蛋几乎不含糖类，主要成分是脂质。

也就是说，奶油蛋糕的主要成分是糖类和脂质（参照图 1-1）。

▶ 葡萄糖和胰岛素

那么，就让我们从糖类"葡萄糖"的消化、吸收过程，来了解一下肥胖的原理吧（图 1-2）。

吃奶油蛋糕时，面粉、鲜奶油、砂糖在肠胃消化后，会被分解成葡萄糖、果糖等单糖类物质，被肠胃吸收。

人体所吸收的葡萄糖会随着血流被运送到肝脏。葡萄糖被运送到肝脏后，一部分被合成为糖原储存在肝脏，另一部分被释放到血液中。

如果葡萄糖不断地释放到血液中，血液中的葡萄糖浓度就会升高。

血液中的葡萄糖浓度就是我们经常听到的"血糖值"。吃奶油蛋糕会使大量的葡萄糖分泌到血液中，导致血糖值上升。

身体的细胞从血液中的葡萄糖中获取能量，为了避免能量不足，血糖值总是要保持在一定的范围（70 ～

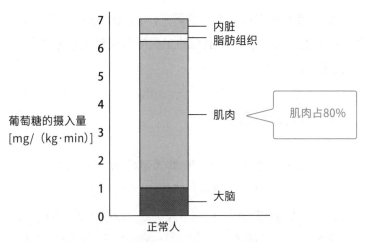

作者根据De Fronzo RA，1998编制

图1-2　各脏器中的葡萄糖摄入量

110mg）之内。尤其是对大脑来说，维持一定的血糖值尤为重要。因为我们无法自己制造葡萄糖。当血糖值下降（低血糖）时，就会出现头痛、意识模糊等脑部症状。

顺便说一下，血糖值也并非越高越好。

如果血糖值过高，会产生活性氧，对血管造成损伤（导致动脉硬化）。因此，当血糖值升高时，激素就会产生作用来降低血糖值。承担这一任务的是胰岛素。

因葡萄糖的过量摄取而导致血糖值上升时，位于胰脏的 β 细胞就会分泌胰岛素，其作用是将葡萄糖吸收到全身的组织中。其中大部分葡萄糖会被肝脏、肌肉以及脂肪组织吸收。

因为胰岛素的作用而进入肝脏的葡萄糖，一部分会被合成为糖原，另一部分或被合成为脂肪储存在肝脏内或被再次释放到血液中。

肌肉吸收葡萄糖后，将其合成为肌糖原后储存起来。为什么会在肝脏和肌肉内合成糖原呢？其目的是形成大分子，以此来储存更多的葡萄糖将其作为能量蓄积下来。

与其他的脏器相比，肌肉所吸收的葡萄糖更多，其比例高达 80%。

之所以会在进行马拉松等长时间运动之前多摄取糖类，就是利用肌肉的这种特性，储存更多的肌糖原。

但是，如果急速、大量摄入葡萄糖，肝脏和肌肉会来不及处理。于是，胰岛素会迫使脂肪组织吸收葡萄糖。脂肪组织所吸收的葡萄糖被合成为三酸甘油酯（甘油三酯，中性脂肪）并作为脂肪储存起来。于是导致脂肪组织肥大。

胰岛素的作用是使葡萄糖进入脂肪细胞，同时增加合成脂肪的酶（脂肪酸合成酶等）的含量。因此，胰岛素也是"促进脂肪合成的激素"。

并且，当身体处于某种状态时，胰岛素会进一步促进脂肪组织对葡萄糖的吸收。这就是所谓的"胰岛素抵抗"。

如果习惯性地摄取大量葡萄糖，胰岛素所带来的葡萄糖的吸收能力就会下降。

这种现象被称为"胰岛素抵抗"。胰岛素抵抗会导致高血糖，促使胰脏的 β 细胞分泌更多的胰岛素。这种状态就是所谓的"高胰岛素血症"。

如果胰岛素抵抗发生在葡萄糖吸收能力强的肌肉中，很多葡萄糖就会被脂肪组织吸收。这样一来，就会不断合成三酸甘油酯，导致脂肪组织肥大。

如此一来，摄取奶油蛋糕中含有的大量葡萄糖会导致脂肪组织肥大。另外，如果习惯性地摄取蛋糕等甜点，会产生胰岛素抵抗，随之而来的便是高胰岛素血症，会使脂肪组织越来越肥大，结果就是身体发胖（图1-3）。

另外，还有一种很令人头疼的糖类。它就是"果糖"。

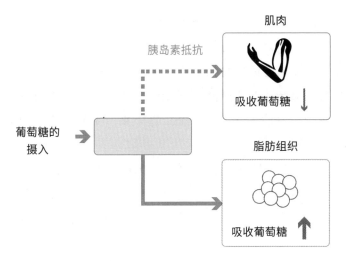

肌肉

胰岛素抵抗

吸收葡萄糖 ↓

葡萄糖的
摄入

脂肪组织

吸收葡萄糖 ↑

图1-3　高胰岛素血症引起的脂肪组织肥大

◉ 最容易导致发胖的糖类——果糖

　　奶油蛋糕中使用了大量砂糖。砂糖含有 50% 的葡萄糖和 50% 的果糖。

　　果糖的特征是糖中"最甜"的糖。

　　如果砂糖（蔗糖）的甜度为 1.0，那么，葡萄糖的甜度为 0.75，而果糖的甜度则为 1.7，是葡萄糖的两

47

倍以上, 在自然界中也被称为最甜的糖。砂糖之所以甜, 主要是因为果糖的甜度。

如果习惯性地摄取含有大量果糖的含糖食品和饮料, 会导致非酒精性脂肪肝 (NAFLD)、动脉硬化、血脂异常症等代谢综合征, 近年来, 果糖的摄入被敲响了警钟。

那么, 吃了奶油蛋糕后, 果糖是如何被消化、吸收的呢? 迄今为止, 还没有明确的答案。在此, 以最新的研究报告为基础, 总结目前判明的代谢途径及其作用。

蛋糕中所含的砂糖在消化和吸收的过程中会分解成果糖和葡萄糖。果糖与葡萄糖相同, 都是在小肠内被吸收。以往普遍认为, 吸收后的果糖会被直接输送到肝脏, 但 2018 年的一份研究报告表明, 果糖会在小肠内被转化为葡萄糖, 然后被运送到肝脏中 (图 1-4)。

葡萄糖的转换与小肠中的己酮糖激酶 (Khk) 有关, 但我们知道这种处理有一定的局限性。即, 摄入大量的果糖之后, 在身体无法及时转换成葡萄糖的状态下, 就会被直接运送到肝脏中。而且, 这些没有被处理的果糖会在肝脏中产生不良反应 (图 1-5)。

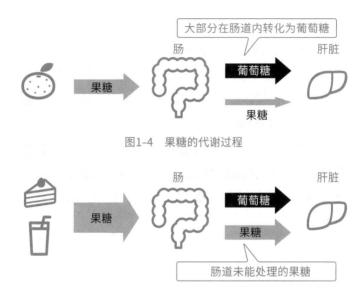

图1-4　果糖的代谢过程

图1-5　摄入大量果糖后的代谢过程

　　被运送到肝脏中的果糖，只有少部分被合成为糖原，其中大部分被合成为三酸甘油酯，作为脂肪储存在肝脏内（这是非酒精性脂肪肝发病的原因）。但是，因为不能全部储存在肝脏中，所以合成的脂肪要释放到血液中，由于脂肪不溶于血液，所以不能直接释放出来。于是，将三酸甘油酯与胆固醇一起以超低密度脂蛋白（VLDL）的形式释放到血液中（这是血脂异常症和动脉硬化等疾病的病因）。

释放出的 VLDL 有一部分会被肌肉吸收，但大部分被脂肪组织吸收。被脂肪组织吸收后，所含的三酸甘油酯会使脂肪细胞肥大。

尤其是若有非酒精性脂肪肝等基础疾病，会促进肝脏内的三酸甘油酯的合成，从而导致大量的 VLDL 被释放出来，然后被脂肪组织吸收，结果，人会更容易变胖。

▶ 果糖还能提高食欲

果糖的"恶"还不只这些，它竟然还有提高食欲的作用（图 1-6）。

首先，我们来观察一下摄入葡萄糖后对大脑产生的影响。

摄入葡萄糖之后，食欲抑制激素（GLP-1，GIP，PYY）的分泌会升高，而食欲促进激素（胃饥饿素）的分泌会减少。体内所分泌的食欲抑制激素会作用于受体——下丘脑的弓状核，提高饱腹感。也就是说，食

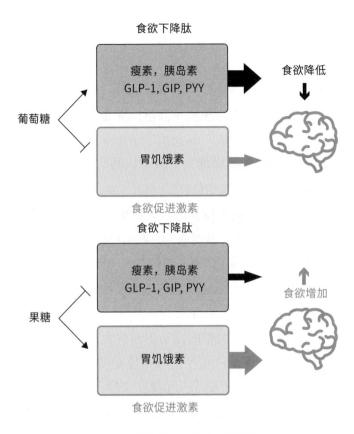

图1-6 葡萄糖和果糖对食欲的影响

欲会受到抑制。

另外,果糖对大脑的作用不同。

它会降低食欲抑制激素的分泌,提高食欲促进激素的分泌。胃饥饿素作用于下丘脑的弓状核，不仅会降低饱腹感，还会增加快乐回报，提高食欲。人会产生"再吃一个也行啊"的想法，于是下意识地伸手拿来吃，这种现象亦被称为"糖类依赖（果糖依赖）"，表示果糖会使人产生依赖性。

另外，大量的果糖被运送到肝脏后，会提高脂肪合成，释放 VLDL，从而使全身的脂肪组织肥大。

也就是说，会形成"摄入果糖"→"想吃更多"→"使脂肪组织肥大"的循环。正是这种恶性循环，才是果糖被称为"易胖糖"的原因。

人类为了在半饥饿的旧石器时代生存下来，在进化的过程中，逐渐产生了甜食"能吃多少就吃多少"的思想。因此，我们才狂爱蛋糕、巧克力、含糖饮料等含糖多的食物。近年来，从玉米提取出葡萄糖，经过工业异化，制造出甜度更高的"高果糖玉米糖浆（在日本被称作果糖葡萄糖液糖）"，这种异化性糖在含糖饮料、碳酸饮料、冰激凌中含量很大。这些食物会让我们摄入更多的葡萄糖和果糖，从而产生依赖性，激发"想再吃一点""想再喝一点"的食欲。

这就是甜食使人发胖的原因所在。

1–4

脂质导致肥胖的原理

　　有人看到美食节目中肉汁十足的汉堡包，会情不自禁地"咕噜"一声咽口水。在饮食习惯方面，比起清淡的红肉，人们更喜欢肥肉多的雪花肉。就连金枪鱼，脂质含量比红肉多的中肥鱼腩和大肥鱼腩也更受欢迎。我们之所以喜欢富含脂质的食物，是因为它是高能量的营养素。在三大营养素中，脂质的能量是糖类和蛋白质的2倍以上。

▶ 油脂是何物？

　　在旧石器时代，人们需要尽可能地摄取高能量的营养素，来储存脂肪以维持生存。富含脂质的动物肉曾经是人们眼中的"珍馐美馔"。并且，那些喜欢吃富含脂质食物的个体得以生存下来，继承其基因的就是我们现代人。

但是，在食品加工技术发达的现代，我们很容易就能买到含有大量脂质的食品。例如，汉堡包、炸薯条、薯片、巧克力等均含有大量的脂质。为了应付饥饿而进化过来的身体，与现代的食物状况不相称，于是，肥胖成为一个社会问题。

那么，为什么摄入脂质会使人发胖？让我们来分析一下它的原理。

有很多表示"油脂"的词语。色拉油、菜籽油等常温下为液体的东西称为"油"，牛油和猪油等常温下为固态的东西称为"脂"。在食品业界，这些统称为"油脂"。

脂质是什么呢？它主要是营养学上使用的术语。其含义被定义为"不溶于水的高能物质的总称"。本书从营养学的角度将"油脂"统称为"脂质"。

● 低密度脂蛋白胆固醇的本来面目

与前项相同，本节将介绍吃奶油蛋糕时所摄入的脂质是如何被消化吸收，转变成脂肪的？

我们摄取的大部分脂质都是"三酸甘油酯（甘油

三酯)"。三酸甘油酯是由甘油和 3 个脂肪酸结合而成的。

吃蛋糕后，材料（鸡蛋、黄油、鲜奶油）中所含的三酸甘油酯主要由小肠消化吸收。三酸甘油酯不能直接溶于血液。在小肠的上皮细胞内，加入胆固醇等物质后，生成"脂蛋白（脂质和蛋白质的复合体）"的乳糜微粒，经由淋巴管释放到血液中。脂蛋白在血液中宛如胶囊，将脂质呈小粒状运输，将脂质放入亲水性高的磷脂和蛋白质等组成的壳中而形成。

释放到血液中的乳糜微粒将三酸甘油酯中的脂肪酸释放到皮下脂肪和内脏脂肪中。脂肪组织吸收后释放出的脂肪酸，会再次合成三酸甘油酯，使脂肪细胞肥大，进而使皮下脂肪和内脏脂肪增大。

脂蛋白将脂肪酸运送到脂肪组织后，就会变成富含胆固醇的 LDL（坏胆固醇）。如果血液中的低密度脂蛋白过多，会成为引发血脂异常和动脉硬化的主要原因。

由此可知，脂质并不像糖类那样被肌肉吸收并作为糖原储存，而是直接被脂肪细胞吸收。特别是在正能量平衡的时候，更要注意不要摄入过多的脂质。另外，根据所含脂肪酸不同，脂肪分为饱和脂肪酸和不饱和脂肪酸等几种。其中有"增肥的脂质"和"减肥的脂质"，详细内容将在第 4 章进行介绍。

▶ 觉得脂质"好吃"的原因

食物"好吃""难吃"的感觉，是由味觉判断的。味觉有甜味、酸味、咸味、苦味、鲜味 5 种，它还具有辨别食物对身体是有益还是有害的类似传感器的作用。

例如，作为大脑能量之源的葡萄糖会让人觉得"甜"。制造肌肉的蛋白质是"鲜味的"，维持细胞功能的适量的钠则是"咸味的"。

顺便说一下，大量摄入钠是有害的。这时味觉会觉得"咸"而拒绝。腐烂的食物是"酸味"的，毒物是"苦味"的，我们天生的"进化程序"就会自动避开它们。

那么，脂质是什么味道呢？它"无味""无臭"，是任何味觉都感知不到的。尽管如此，脂质的能量是糖类和蛋白质的 2 倍，脂质是储存能量的高效营养素。而且，人会觉得脂质"好吃"（图 1-7）。

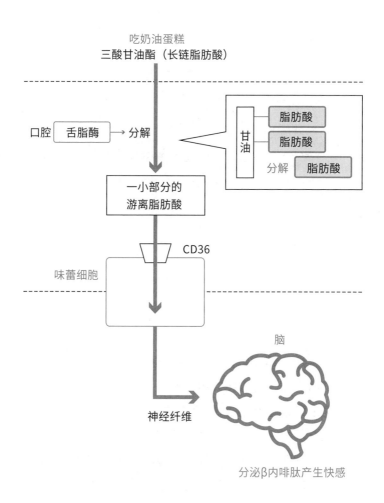

图1-7 感觉脂质"美味"的原理

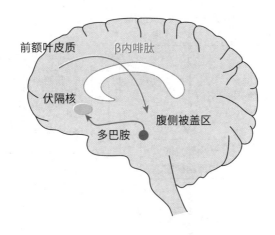

前额叶皮质　　β内啡肽

伏隔核

多巴胺

腹侧被盖区

图1-8　第六味觉的构造

　　关于这个谜团，近年来通过营养学的验证，人们发现了第六味觉的存在（图 1-8）。

　　吃了奶油蛋糕等含有脂质的食物之后，在舌脂酶的作用下，其中的一部分脂肪酸会被分离出来。游离出来的脂肪酸由舌部味蕾细胞中脂肪酸的转运体 CD36 运送到细胞中。脂肪酸进入细胞后，会刺激神经细胞，促使脑内分泌 β 内啡肽。β 内啡肽是一种让人感到"快感"的传导物质，这种快感就是脂质美味的本质。

通过这种感受脂质美味的第六味觉，我们会觉得含有脂质的食物"好吃"。

而破解第六味觉的就是现代食品行业。

蛋糕、薯片、汉堡包等，通过使用加工过的脂质来刺激第六味觉，会让人产生"好吃"的快感，使人"更想吃"，从而形成恶性循环，最终导致发胖。

其结果是，最近人们新提出的"脂质成瘾"。

▶ 可怕的脂质成瘾陷阱

吃富含脂质的蛋糕、薯片等食物时，第六味觉会感知到脂质，使脑内分泌 β 内啡肽，传递出"好吃"的信息。然后发送到中脑的腹侧被盖区，使神经元多巴胺兴奋起来，向伏隔核释放多巴胺。这样一来，获得"好吃"的快感的行为（吃富含脂肪的食品）就会得到强化。

但是，当大脑奖励系统习惯性地发挥作用时，就会运转失常。也就是"上瘾"。酒精、香烟（尼古丁）、毒品也会因为习惯性地摄入而出现耐受性，产生"想再摄取更多"的依赖性。当然,脂质中不含有尼古丁这样的致癌物质,但是如果习惯性地摄取富含脂质的高嗜好性食品,奖励系统就会产生耐受性,形成"更想吃"的依赖性,俗称"脂质成瘾(Fat Addiction)"。

下面介绍印度国家药物依赖治疗中心关于脂质成瘾的研究报告。

对习惯性地摄取高脂质食物的小白鼠进行电击,结果发现它们并没有停止摄取行为,而是继续进食。

根据这个结果,脂质成瘾的动物研究例证暗示,喜欢脂质的人存在注意力偏差或特异性等饮食模式。

对脂质产生依赖的人,会无意识地将注意力集中在脂质含量高的食品上,这就是公认的"注意力偏差"。研究报告显示,由于这种注意偏误,对肉、黄油、有甜味的奶油甜点或牛角面包等高脂质食品的摄取量会越来越多,而对水果、蔬菜、低脂酸奶等食品的摄取量减少。

这些研究结果表明,习惯性地摄取脂质会提高对脂质的嗜好性,与此同时引起的注意力偏差也会成为肥胖的主要原因。

● 脂质很重要，但摄入过多很危险

脂质是三大营养素之一，对身体非常重要。

但是，如果进食蛋糕、薯片等脂质含量过多的食物，所含的脂质就会搭乘脂蛋白的"胶囊"，被直接传递到皮下脂肪和内脏脂肪中，使脂肪细胞变肥。

而且，脂质的口感和美味会通过第六味觉给大脑带来"快感"。这会触发奖励系统，习惯性地摄取会导致嗜好性提高，从而产生被称为"脂质成瘾"的依赖性。于是，人们就会无意识地选择脂质含量高的食品，从而产生注意力偏差，进而摄入更多的脂质，导致发胖。

1-5
现代人的食欲机制已被破坏

旧石器时代，储存脂肪是人类能够得以存活的生存之术。在被富含脂质的蛋糕、巧克力、含糖饮料、冰激凌、快餐等超加工食品包围的饱食的现代生活中，我们依然保留着旧石器时代的心态和身体。

而且，这些食物会破坏我们的"食欲机制"，让我们在不知不觉中摄取过剩的能量。

▶ 食欲有两种

食欲有两种（图 1-9）。

我们饿了的时候，食欲就会高涨。若没有食欲则无法存活。

这种生存所必需的食欲被认为是"维持生命的食欲"。为了保持脂肪在一定程度上的储备状态，空腹时食欲增加，饱腹时食欲下降。

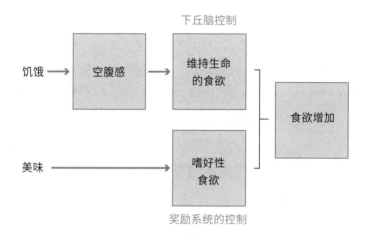

图1-9　食欲分为维持生命的食欲和嗜好性食欲两种

　　但是，就像大家都经历过的那样，即使吃饱了，看到蛋糕或薯片，还是会产生诸如"想吃"的冲动。即所谓的"吃饱了还能吃"。

　　超越维持生命的食欲，即"因为好吃，想再多吃一点"的这种食欲被称为"嗜好性食欲"。

　　总之，食欲分为维持生命的食欲和嗜好性食欲两种。

　　控制这些食欲的是大脑，现代脑科学表明，控制两种食欲的大脑部位各不相同。

　　维持生命的食欲是由位于大脑中间的下丘脑所控制的。下丘脑负责维持体温、血压、激素和睡眠等的正常运转。与此相对，嗜好性食欲由名为"奖励系统"的大脑机制所控制。

● 瘦素抵抗会提高人的食欲

　　脂肪是维持生命的重要组织，所以，如果我们体内的脂肪减少，食欲就会增加。起到这一作用的是"瘦素"。瘦素是脂肪细胞分泌的激素，它将脂肪增加或减少的信息传递给掌管维持生命的食欲的下丘脑（图1-10）。

　　瘦素的分泌量随着脂肪细胞大小的变化而增减。暴饮暴食导致脂肪细胞增大后，瘦素的分泌量就会增加。如果瘦素作用于下丘脑的弓状核，下丘脑就会产生抑制食欲的功能。它还能激活交感神经，燃烧脂肪，促进能量消耗的增加。一方面抑制食欲、减少能量摄取，另一方面增加能量消耗，达到负能量平衡，以此来恢复体重。

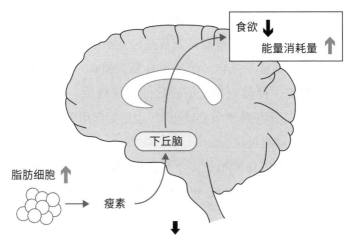

暴饮暴食导致产生瘦素抵抗，食欲抑制功能减弱

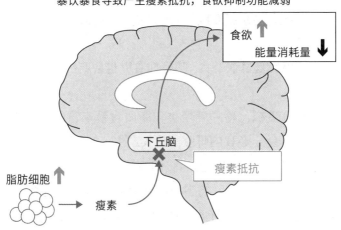

图1-10　食欲因瘦素抵抗而变得难以抑制

但是，如果习惯性地反复暴饮暴食，即使脂肪细胞分泌了瘦素，也很难将该信息传达给下丘脑。这种现象被称为瘦素抵抗。如果反复暴饮暴食，慢性地从脂肪细胞中释放瘦素，下丘脑的弓状核会产生炎症。这样一来，即使瘦素分泌得再多，也很难作用于下丘脑，从而产生瘦素抵抗。

如果发生瘦素抵抗，下丘脑抑制食欲的功能就会减弱，增加能量摄取量、提高能量消耗的功能也会减弱，体重就会持续增加。

▶ 大脑奖励系统的迟钝化会进一步提高食欲

如果反复暴饮暴食，嗜好性食欲也会产生异常（图 1–11）。

进食蛋糕、薯片等糖类和脂质含量丰富的食物之后，脑内会分泌 β 内啡肽，使人产生"好吃"的快感。快感信息被传送到中脑的腹侧被盖区之后，多巴胺能神经元会兴奋起来，将多巴胺释放到伏隔核和纹状体。这样一来，获得"好吃"的快感（奖励）的行为（吃富含糖分和脂质的食品）就会得到强化。这种通过奖

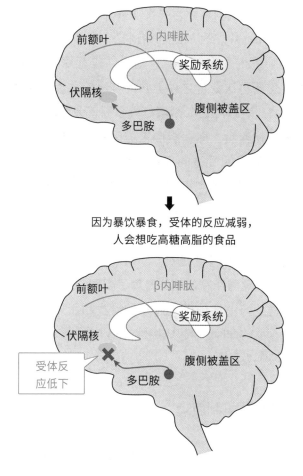

图1-11 暴饮暴食会导致嗜好性食欲发生异常

励来强化行为的机制被称为"奖励系统"。

吃蛋糕和薯片之后，会感觉到"好吃"，如果这个行为被奖励系统强化，下次看到蛋糕或薯片的时候，就会产生想要再次获得这种美味的奖励的欲望，即使吃饱了也会"还想再吃点"，嗜好性食欲就会涌现出来。如果反复暴饮暴食，即使腹侧被盖区释放多巴胺，伏隔核和纹状体上的受体的反应也会变得迟钝。因此，只吃一块蛋糕就会感到不过瘾，会想获得更多糖类和脂质含量高的、奖励价值高的食物。

这种奖励系统的异常会导致成瘾。如前所述，摄入过多的果糖会引起果糖依赖，摄取过多的脂质会引起脂质成瘾，这与药物依赖的原理是相同的。

像这样，习惯性地摄入过量的糖类和脂质，在提高嗜好性食欲的同时，引起成瘾性，导致产生瘦素抵抗，结果导致我们发胖。

● 短期食欲的机制原理

长期对食欲进行调节的激素是瘦素，与此相对，对每次吃饭这种短期食欲进行调节的是血液中的葡萄糖和胰岛素、食欲抑制激素——胃肠激素、食欲促进激素——饥饿素这3个机制。它们作为食欲的传感器，会将这些信息发送给下丘脑（图1-12、图1-13）。

如果通过工作和运动等方式来消耗能量，那么，血液中的葡萄糖会逐渐减少。由于葡萄糖的含量也会对胰岛素的分泌量产生影响，因此胰岛素的分泌量也会减少。这样一来，脂肪细胞就会分泌脂肪酸，血液

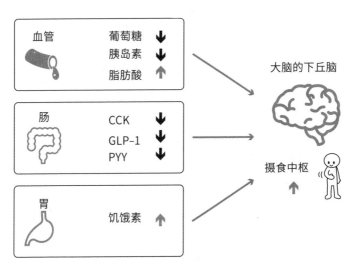

图1-12　短期食欲通过3个传感器发挥作用

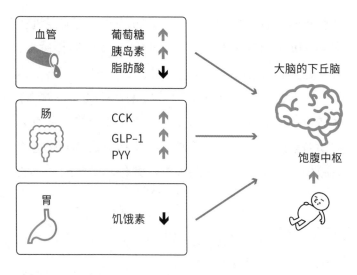

图1-13　饱腹时的3个传感器

中的脂肪酸增多。

　　这种"血液中的葡萄糖和胰岛素的减少，脂肪酸的增加"会成为一种信号，对下丘脑的摄食中枢产生刺激，人的食欲因此而提高。

　　肠道中会分泌胃肠激素CCK（胆囊收缩素）、GLP-1（胰高血糖素样肽-1）、PYY（酪酪肽YY）。这些胃肠激素具有发出抑制食欲的信号的作用，其分泌由肠道的伸缩状况来调节。肚子饿了，肠道就会变空，变得松弛。于是胃肠激素的分泌会受到抑制，食欲抑制的信号减弱，从而下丘脑的摄食中枢会被激活，人的食欲得到提高。

胃里会分泌肽类激素"饥饿素"。饥饿素是一种食欲促进激素，会发出提高食欲的信号。饥饿素的分泌也是由胃的伸缩状态进行调节的。人在空腹时，胃会松弛，会分泌出大量饥饿素，从而激活下丘脑的摄食中枢，提高食欲。

这3个类似传感器的机制可以提高食欲，使我们感觉到"饿了"。

进餐反而会降低食欲。这里产生了与前面相反的机制。

进餐后，血液中的葡萄糖会增加，为了将葡萄糖吸收到肝脏和肌肉中，胰岛素的分泌也会增加，而脂肪酸就会减少。另外，饮食会使肠道扩张，胃肠激素的分泌增加。同样，进食也会使胃撑大，饥饿素的分泌会受到抑制。基于这些信息，下丘脑会做出"肚子饱了"的判断，人的食欲会降低。

这就是我们在每顿饭时所出现的饥饿感和饱腹感等短期食欲的机制原理。

我们饭前感受到的"空腹感"和饭后感觉到的"饱腹感"等短期的食欲,是在这 3 个食欲调节机制的类似传感器般的作用下,通过与下丘脑进行信息交换来控制的。

那么,长期习惯性地暴饮暴食会给短期的食欲带来怎样的影响呢?

那就是"饥饿素抵抗"。

饥饿素是一种促进食欲的激素,当人饥饿时,胃分泌的饥饿素会增加,刺激下丘脑的摄食中枢,提高食欲。吃饭会减少饥饿素的分泌,从而消除饥饿感。但是,如果反复暴饮暴食,神经系统就会和瘦素抵抗一样产生炎症,即使进食也很难减少饥饿素的分泌,这就是饥饿素抵抗。

这样一来,即使吃了饭也无法消除饥饿感,就会不断出现暴食,助长体重的增加。

由于我们的身心还处于半饥饿的旧石器时代,所以非常喜欢富含能量密度高的糖类和脂质的食物。而现代社会,我们可以轻而易举地吃到点心、含糖饮料、快餐等富含糖类和脂质的超加工食品。

在这种饱食的环境下，由奖励系统引起的嗜好性食欲高涨起来，容易出现反复的暴饮暴食。这样一来，不仅会产生瘦素抑制食欲功能减弱的瘦素抵抗，还会产生饥饿素抵抗，从而会导致即使进食也很难减少饥饿感，使食欲得不到抑制。另外，随着奖励系统的迟钝，为了获得更多的快感，会产生想吃美味刺激性强（糖类和脂质含量高）的蛋糕和点心等食物的致瘾性。这种嗜好性食欲会进一步导致暴食。这种恶性循环带来的结果便是肥胖。

现代人之所以容易发胖，是因为美味加工的食品破坏了人的食欲机制。

第 2 章

保证充足的睡眠，为减肥打好基础

2-1
减肥成功的新方案
——睡眠

▶ 为什么我们的意志会动摇？

为什么大多数人无法将减肥坚持下去？现代进化论是这样回答这个问题的。

"因为人重视'此时此地'。"

如第 1 章所述，人类最适合旧石器时代的生活方式（半饥饿状态）。在那个时代，得到的食物必须在"当时"就全部吃掉。在无法预测何时能再获得食物的情况下，尽量多吃眼前的食物，将剩余的能量转化为脂肪，这是在半饥饿时代存活下去的最佳战略。

但是，在现代只要去便利店或快餐店，就能轻易买到脂质丰富的诱人食品。在看到这些食物的时候，依旧停留在旧石器时代的那颗心会对我们说："不要忍着，多吃点，囤积脂肪！"

在减肥的过程中，会下意识地将甜食拿过来吃，或在快餐店吃高脂质、高热量的食物，这些都是从旧石器时代传承下来的食欲带给我们的本能反应。

但是，若要减肥成功，我们必须抵抗本能，坚持饮食管理和运动。其中的关键在于意志力的管理。

没必要因为减肥坚持不下去就责怪自己意志薄弱。原因可能是没有做好意志力的管理。

下面介绍一项实验。

科廷大学召集了 BMI（体重指数）超过 $25kg/m^2$，且有强烈减肥意向的学生。然后，以对甜点的味觉调查为名义进行某项验证。

在调查之前，对被召集的学生进行了认知能力测试，并布置了计算题。

学生被分成两组。一组以单脚站立的方式做从1000 减去 7 的计算题。另一组以双脚站立的方式做从1000 减去 5 的计算题。完成了这些题的学生，才可以参加吃饼干或巧克力的调查。

在这个味觉调查中，甜点的进食量和时间均没有限制，学生可以随心所欲地吃。

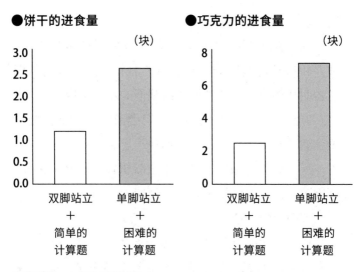

●饼干的进食量

●巧克力的进食量

作者根据Hagger MS, 2010编制

图2-1　饼干与巧克力的进食量

　　结果，比较两组学生的甜点进食量发现，单脚站立进行计算的一组比双脚站立进行计算的一组吃的甜点更多（图 2-1）。这个结果与之前的预想相反，原以为学生们都有减肥的志向，应该不会吃很多甜点。

　　为什么单脚站立做计算题的小组吃了更多的甜点

呢？那是因为单脚站立进行计算会消耗意志力。研究小组认为，这就是人们抵挡不住甜点诱惑的原因。

意志力不是无限的，而是有限度的。

若要将减肥坚持下去，避免意志力的消耗是很重要的。工作繁忙的时候、因隐私而烦恼的时候，都会消耗意志力。进行减肥时，控制工作量、处理好私人问题等，做好身边事情的管理是很重要的。

▶ 睡眠不足会削弱减肥的意志力

为了避免意志力的消耗，尤为重要的是睡眠。因为睡眠不足会导致意志力下降。

我想大家都有过因看电视、社交网络、网络视频过多而导致睡眠不足的经历。这样一来，白天大脑不能很好地发挥作用，工作和学习都无法顺利进行。这是注意力和记忆力等认知功能下降所致。

加拿大滑铁卢大学用科学的方法阐明了这一点。

2017 年，该大学就睡眠不足对认知功能的影响进行了调查，并发表了针对 61 项研究结果进行分析的荟萃分析报告。

分析对象为 1688 名（平均年龄 28.74 岁）受试者，睡眠不足的时间为 3.8 小时左右。

结果表明，睡眠不足会导致以下认知能力的下降。

- 持续工作的专注力。
- 明确目的和计划并采取行动的执行力。
- 处理大量信息的工作记忆。
- 控制欲望的抑制控制力。
- 长期记忆。
- 认知功能整体下降。

意志力与这些认知功能有关。有了明确的减肥目的之后，有计划地进行减肥，则需要具有坚强的执行力。另外，还需要控制"点心只吃一点也可以"的欲望。

睡眠不足之所以会导致意志力下降，其原因在于大脑的前额叶皮质的功能紊乱。下面举例来了解一下前额叶皮质的功能。

某建筑工程有一位现场监督，他品行端正、有领导能力、解决问题的能力也很强，做事认真，受到了很多朋友的尊重。

但是，他遭遇了一起爆炸事故，虽然保住了性命，但前额叶皮质受损。事故发生后，他的性格大变，容易冲动，无法抑制欲望，反复无常，不能有计划地开展工作。

　　位于大脑前方的前额叶皮质负责人类的高级认知功能——注意功能、执行功能和自我控制。通过前额叶皮质的工作，我们可以控制自己，平衡冲动，使我们能够朝着目标有计划地付诸行动。

　　如果睡眠不足，前额叶皮质的功能就会下降。前额叶皮质是通过代谢大脑血流中运送的葡萄糖来发挥作用的。睡眠不足会导致血流量减少，葡萄糖代谢降低。

　　睡眠不足所导致的前额叶皮质功能降低，会使人的意志力下降。世界上有很多减肥方法，但首先应该做的是保证充足的睡眠。

2-2
睡眠不足会提高食欲

▶ 越是睡眠不足的人，肥胖程度越高

睡眠不足的负面影响不仅会降低意志力，近年来的研究报告表明，睡眠不足还会提高食欲。食欲受长期的食欲调节激素——瘦素、短期的食欲调节激素——饥饿素和胃肠激素的影响。睡眠不足会对这些激素产生影响，使人的食欲升高。

2004 年，斯坦福大学进行了一项关于睡眠时间与食欲调节激素之间关系的调查研究，结果显示，睡眠时间越短，饥饿素增加越多，瘦素会减少。也就是说，睡眠时间越短，肥胖指数就越高。

2007 年，拉瓦尔大学的一项研究也指出，睡眠时间短与瘦素水平低下以及肥胖的增加有关。

然而，2011 年芝加哥大学的报告不认可瘦素水平与睡眠时间或睡眠质量之间存在关系，其他研究报告

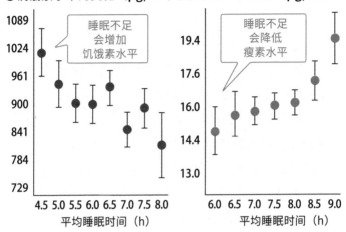

●饥饿素水平的变化（pg/mL）　●瘦素水平的变化（pg/mL）

睡眠不足会增加饥饿素水平

睡眠不足会降低瘦素水平

平均睡眠时间（h）

平均睡眠时间（h）

作者根据Taheri S, 2004编制

图2-2　饥饿素与瘦素水平的变化

也否定了这一关系。

近年来，关于睡眠时间与食欲调节激素之间的关系一直存在争议，2020年上海交通大学的一份荟萃分析报告给出了一个答案。

实验对象为2250名（1285名男性和965名女性）受试者，年龄为20～60岁。睡眠时间的定义分别是，不足 5h 为"睡眠不足"，不足 7h 为"睡眠时间短"。全体受试者中有 883 人睡眠时间较短，其中 366 人睡眠不足（图 2-2）。

研究的主题是睡眠时间对饥饿素和瘦素的影响，作为亚组分析，还分析了肥胖度和年龄的关系。

结果发现，与正常的睡眠时间相比，睡眠时间短时，饥饿素的分泌增加，瘦素的分泌没有变化。研究还显示，睡眠不足会增加饥饿素的分泌，减少瘦素的分泌。

亚组分析发现，受试者的肥胖程度、男女性别差异对瘦素、饥饿素的结果没有影响。

饥饿素是传达饥饿感的激素，瘦素是提高饱腹感的激素。睡眠不足会增加饥饿素，促进饥饿感的产生，而瘦素减少，饱腹感会被抑制，从而提高了食欲。

▶ 嗜好性食欲受到刺激

睡眠不足的负面影响不止于此（图 2-3）。

人们认为睡眠不足会对大脑的奖励系统产生影响。食欲分为维持生命的食欲和嗜好性食欲。

嗜好性食欲会通过奖励系统得到强化。例如，吃

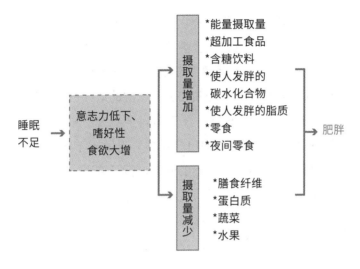

图2—3　睡眠不足与基于嗜好性食欲的关系

　　蛋糕的时候，如果觉得比自己想象得还要好吃，就会通过分泌多巴胺，来寻求好吃的快感行为（吃蛋糕）。

　　如果嗜好性食欲大增，就会下意识地进食过量，不仅减肥无法坚持，还会成为反弹的主要原因。

　　哥伦比亚大学通过功能性磁共振成像（fMRI）验证了睡眠不足引起的大脑神经活动的变化，明确了睡眠不足与嗜好性食欲之间的关联性。受试者吃了自己喜欢的蛋糕或快餐等食物后，作为对食物刺激的响应，大脑奖励系统区域的神经活动会变得非常活跃。

而且，睡眠不足导致的意志力下降和食欲增加，也会对所吃食物的营养素和加工状况的选择产生影响。

2015 年，塔夫茨大学营养病学研究所根据 16 份关于睡眠不足和饮食的研究报告，对睡眠不足会导致人们摄取特定饮食营养素的倾向进行了调查。

结果发现，睡眠不足与富含糖类和脂质的超加工食品、含糖饮料、点心和夜间零食的摄取量的增加有关，还与含有膳食纤维和蛋白质的食品、蔬菜和水果的摄取量减少有关。

睡眠不足会导致超加工食品、含糖饮料、含有会让人发胖的碳水化合物和脂质的食物的摄取量增加。此外，还暗示会导致富含膳食纤维的谷物和蔬菜等减肥食品以及富含蛋白质的食品的摄取量减少。

也就是说，睡眠不足会导致主食的摄取量减少，点心等零食的摄取量增加。另外，还显示晚餐时间会被延迟，夜间食物的摄取量也会增加。

这样，睡眠不足会导致那些易使人发胖的食物的摄取量增加，而健康食品的摄取量减少，进餐时间延迟，生活节奏遭到破坏。结果，我们变胖了。

此外，纽约市立大学女王学院对睡眠时间与饮食行为之间的关系进行了调查研究。

研究表明，睡眠不足与高碳水化合物、高脂质食物和点心的能量摄取量增加，与蛋白质、水果、蔬菜等的摄取量减少有关。

更有趣的是，芝加哥大学以睡眠不足的肥胖受试者为对象，将睡眠时间延长至 8.5h。结果，食欲下降了 14%，对点心和咸味食物的食欲也减少了 62%。

因此，若要抑制"想吃更多"的嗜好性食欲、有效地进行减肥，保证充足的睡眠是很重要的。

2-3
睡眠不足为什么
会导致肥胖

▶ 睡眠不足与能量摄取量的关系

前一节介绍了有关睡眠不足会降低意志力、提高食欲的研究报告。那么，睡眠不足真的会导致肥胖吗？我们来看看以下证据。

大分大学提出的证据表明，睡眠不足会使一天的能量摄取量增加。2017 年，该大学对 17 项有关研究报告进行了荟萃分析，其中包括 7 项随机对照试验，验证了睡眠不足与每日摄入能量的关系。

该研究将正常睡眠时间减少了 1/3 左右，干预时间平均为 1 周，最长为 2 周。睡眠不足是通过推迟睡觉时间来调整的。

结果显示，睡眠不足时，一天的能量摄取量会增加 384kcal。此外，研究人员还分析了一天的能量消耗量，发现睡眠不足与正常睡眠时间之间在能量消耗量方面没有明显差异。

也就是说，在睡眠不足的情况下，即使能量消耗不变，但能量摄取量也会增加。并且能量平衡表示为正，这与长期的体重增加有关。

大分大学的研究结果显示，在研究之间没有偏差（异质性低），由于包含了 7 项随机对照试验，因此人们认为其证据水平高。

2019 年，上海交通大学进行的荟萃分析为大分大学提供了有力的支持。

受试者的年龄在 20 ～ 40 岁之间。睡眠不足的时间为 3.5 ～ 5.5h，试验持续 1 ～ 14 天。然后分析了睡眠不足对一天的能量摄取量、体重以及大脑活动的影响。

结果显示，与正常睡眠时间相比，睡眠不足时，一天的能量摄取量会增加 252.8 kcal。

▶ 人会产生想吃点心的欲望

从每顿饭的摄取量没有变化来看，可以推测出这种摄取量的增加是由零食引起的。上海交通大学指出，睡眠不足可能通过诱发零食的摄取来增加一天的能量摄入量。关于能源消耗量，因为原来的研究方法参差不齐，所以没有进行分析。

在睡眠不足的情况下，1～14 天的体重增加了0.34kg。两周之内体重的增加，从长期来看，这是与肥胖相关的数值。此外，研究还显示，睡眠不足会增强大脑奖励系统——扁桃体与下丘脑的活性。如前所述，奖励系统的活性化会增进嗜好性食欲。

很明显，充足的睡眠对减肥来说是不可缺少的。

减肥时的睡眠时间可参考美国国家睡眠基金会推荐的成人最佳睡眠时间 7～9h（图 2-4）。当然，每个人的睡眠时间存在个体差异，但首先要以 7h 为标准，来保证充足的睡眠。

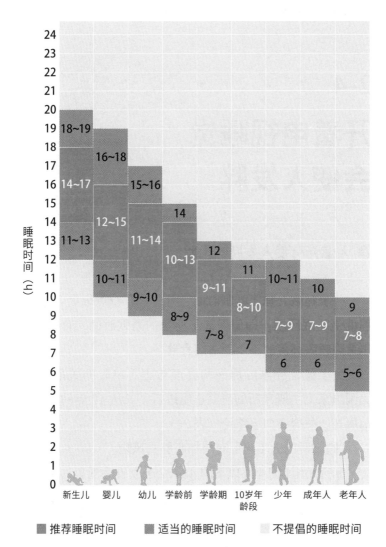

图2-4 最合适的睡眠时间

2-4
开着电视睡觉
会使人发胖

▶ 人造光有使人发胖的风险

关于睡眠，除了睡眠时间之外，还有一点很重要，那就是睡眠环境。即使保证了充足的睡眠时间，有时也会因睡眠环境的不同而增加食欲。

为了验证睡眠时房间的亮度与肥胖风险的关系，美国国家卫生研究所的研究小组进行了长达 10 年的跟踪调查。并得出如下结论（表 2-1）。

"睡眠时的人工光照有增加肥胖的风险。"

研究小组以 14 岁以下的 43722 名女性为对象，调查睡眠时房间的亮度，根据亮度，将受试者分为 4 个小组。

作者依据Park YM, 2019编制

结果	①房间没有亮度	②有微弱亮度	③有外光进入	④有照明的亮度或电视的亮度	P-value
体重增加超过5kg	（参考值）	1.00 (0.94~1.07)	1.05 (0.98~1.13)	1.29 (1.19~1.40)	<.001
BMI增加超过10%	（参考值）	1.02 (0.94~1.10)	1.06 (0.97~1.15)	1.23 (1.11~1.36)	<.001
体重过重（BMI超过25kg/m²）	（参考值）	1.10 (1.00~1.22)	1.09 (0.98~1.22)	1.40 (1.23~1.61)	<.001
肥胖（BMI超过30kg/m²）	（参考值）	1.14 (1.00~1.29)	1.24 (1.08~1.41)	1.59 (1.35~1.86)	<.001

表2-1 肥胖的风险指标与房间亮度的关系

所有风险指标均根据年龄进行调整

① 房间没有亮度（漆黑）。

② 房间里有微弱亮度（常夜灯）。

③ 室外光线进入房间（路灯、车灯等）。

④ 房间明亮（有照明灯或开着电视）。

在调查前测量了受试者的身高、体重、腰围和臀围。此外，还设定了肥胖风险指标包括 BMI、腰臀围比例、腰围与身高的比例。然后进行了为期 10 年的跟踪调查，验证了房间亮度和肥胖风险指标的变化（表 2-2）。

结果发现，房间的亮度与肥胖风险指标的增加存在正比例关系。睡眠时房间越明亮，肥胖的风险越高。

此外，在有照明和电视的明亮房间，体重增加 5kg 以上，BMI 上升超过 10%，与肥胖的发生密切相关。

但是，虽然得出了这些结论，"开着灯睡觉会变胖"的说法还是让人难以置信。开着电视或灯睡觉的人，可以解释为健康意识低下而导致的肥胖。也就是说，不排除还存在其他增加肥胖风险因素（混杂因素）的可能性。

肥胖风险指标	①房间没有亮度	②有微弱亮度	③有外光进入	④有照明或电视的亮度	P-value
BMI超过30kg/m²	（参考值）	1.00 (0.99~1.01)	1.04 (1.03~1.05)	1.12 (1.10~1.13)	<.001
BMI超过25kg/m²	（参考值）	1.01 (1.00~1.02)	1.04 (1.03~1.05)	1.10 (1.09~1.11)	<.001
腰围超过88cm	（参考值）	1.03 (0.99~1.07)	1.18 (1.14~1.22)	1.45 (1.40~1.51)	<.001
腰围、臀围比例超过0.85	（参考值）	0.96 (0.92~1.00)	1.06 (1.02~1.12)	1.37 (1.29~1.44)	<.001
腰围身高比例超过0.5	（参考值）	1.01 (0.98~1.03)	1.10 (1.07~1.13)	1.31 (1.27~1.35)	<.001

所有风险指标均根据年龄进行调整

表2-2　体重、BMI的增加与房间亮度的关系

作者依据Park YM, 2019编制

研究小组也注意到了这个问题。因此，对受试者的经济状况、学历、吸烟史、酒精摄取量、压力的控制、是否患有抑郁症等影响肥胖风险的其他因素进行了统计分析。结果表明，虽然风险程度有所降低，但睡眠时房间的灯光依然会提升肥胖的风险。

那么，为什么在明亮的房间里睡觉会更容易发胖呢？

▶ 扰乱昼夜节律

美国国家卫生研究所推测，睡眠不足是导致食欲增加和昼夜节律（Circadian rhythm）紊乱的主要原因。

太阳光下生活的人类，在近代发明了电灯泡等人工照明。在夜间也可以进行生产活动，因此带来了经济的繁荣。但是人工照明的发明，延长了人的清醒时间，减少了睡眠时间。结果，就产生了现代社会中的睡眠不足问题。

如前所述，睡眠不足会导致食欲增加、体重增加。人们认为容易发胖的主要原因是生物钟，一般被称为"生理时钟"。许多生物本能地拥有与地球自转周期一致的节律。人一到晚上就会入睡,到早上就会醒来,这是昼夜节律所带来的。

与昼夜节律相关联的是大脑松果体所分泌的褪黑素。褪黑素有催眠作用,它的分泌量是由光的亮度来调节的。亮的时候,褪黑素的分泌会被抑制,暗的时候其分泌会得到促进。人的昼夜节律正是通过这种与褪黑素功能相互作用来维持的。对褪黑素产生影响的不仅仅是自然光,也会受到人工照明的影响。美国国家环境卫生科学研究所的研究小组表示,夜间的人工照明有可能会抑制松果体的褪黑素分泌,扰乱昼夜节律。

此外,有研究表明,昼夜节律紊乱还会破坏瘦素和饥饿素等食欲调节激素的平衡。

从这些研究结果来看,在有人工照明的明亮的房间里睡觉,会抑制褪黑素的分泌,扰乱昼夜节律,破坏食欲调节激素的平衡,从而导致体重增加(图2-5)。

美国国家卫生研究所推测,荧光灯和电视等人工照明的亮度会使肥胖的风险升高,为了预防肥胖,就寝时关掉电视或灯,使房间变暗是很重要的。

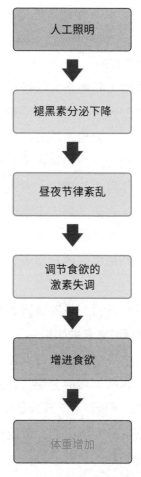

图2—5 人工照明状态下的睡眠导致体重增加的原理

在漆黑的环境中很难入睡的人，要想办法把直接照明换成壁灯或脚灯等间接照明。

　　我们本来就被设计成会变胖，面对眼前看起来很美味的食物，进化的程序将我们设计成能吃多少就吃多少。但是在现代社会，我们能轻而易举地买到美味、易吃、经过加工的高能量食品。这些食物破坏了我们的食欲机制，让我们产生"想吃更多"的进食欲望，不断地暴饮暴食。针对这样的肥胖机制，减肥首先要做的是保证充足的睡眠时间，营造优质的睡眠环境。这样可以恢复意志力，为抑制食欲打下基础。如果你要减肥，在控制饮食和运动之前，要先通过充足的睡眠来调整减肥状态。

第 3 章

饮食管理的
第一步是戒掉
超加工食品

3-1
超加工食品使人发胖的科学依据

　　理解了肥胖的原理之后，减肥的饮食管理首先要做的事情就很明确了。那就是，停止习惯性地过量摄取脂质和糖类，在抑制嗜好性食欲的同时，减弱对脂质和糖类的依赖。为此，首先应该做两件事。

　　不吃超加工食品，不喝含糖饮料。减肥的方法有多种，例如，进行糖类限制和低碳水化合物减肥等限制饮食的减肥、进行有氧运动等运动减肥。首先，从减少导致肥胖的主要食品——超加工食品和含糖饮料的摄取开始。

▶ 加工食品可分为4类

下面介绍瓦格宁根大学的一项有趣的研究。

让学生吃生胡萝卜（1300g），需用 10min 才吃完。接着，吃煮熟后的胡萝卜，用时缩短到 1min。

吃 1.5 个生苹果（1500g）需要 17min，但把苹果榨成果汁（液体）后，只需要 1.5min 就喝光了。

如果对食物进行加热或液体化加工，同样的量也能在短时间内吃完。也就是说，随着食品加工技术的发展，能量摄取量会提高。营养状态也得到改善，进而对寿命的延长和人口的增加做出了贡献。

然而，该研究指出，现代的加工食品由于过分追求美味和食用方便，可能会损害健康。其代表就是被称为超加工食品的食品集群。不仅是心脏病和糖尿病等疾病的诱发因子，也是导致肥胖的主要原因。

基于食品或饮料加工的性质、范围、目的进行分类的 NOVA 分类法将加工食品分为 4 类（图 3-1）。

第①组：未加工或最低加工食品。

第②组：经过加工的烹饪原料。

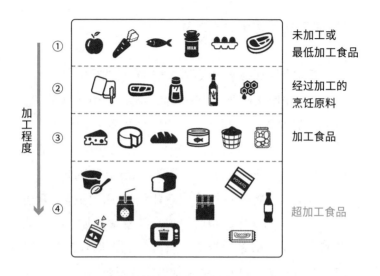

图3-1　NOVA分类的食品

第③组：加工食品。

第④组：超加工食品。

　　蔬菜和水果，如胡萝卜和苹果等；鸡蛋和鱼等未加工食品；或经干燥、煮沸或冷冻等最低加工的蔬菜和水果、肉干为第①组。

植物油、蜂蜜、枫糖浆、砂糖、黄油等经过加工的烹饪原料属于第②组。

第③组的加工食品是指在第①组未加工或最低加工食品的基础上，追加第②组经过加工的烹饪原料的加工食品。例如，蒸鸡肉、金枪鱼罐头、蔬菜罐头、糖浆浸泡的水果、坚果、咸肉等为第③组。

另外，使用普通厨房里没有的人工调味料、甜味剂、香料、色素、乳化剂、稳定剂、防腐剂等加工而成的食品作为超加工食品，归类为第④组。

超加工食品的特点是添加了大量高果糖玉米糖浆（果糖葡萄糖液糖）等糖、盐、反式脂肪酸或饱和脂肪酸，而膳食纤维、蛋白质和微量营养素含量较少。与第③组加工食品相比，能量密度更高，成本更低。

下面，以玉米和鱼的加工食品为例进行说明（图3-2）。

玉米是未加工的，所以属于第①组。将玉米加工成玉米罐头后，则属于第③组。使用玉米风味的人工调味料、添加剂、防腐剂制作出来的玉米零食属于第④组。

烤鱼是最低加工食品。做成鱼罐头后，则属于第

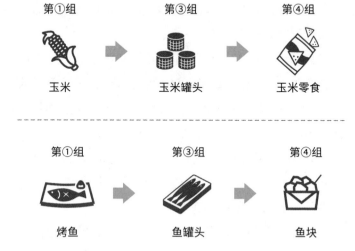

第①组　　　　　第③组　　　　　第④组

玉米　　　　　玉米罐头　　　　　玉米零食

第①组　　　　　第③组　　　　　第④组

烤鱼　　　　　鱼罐头　　　　　鱼块

图3—2　玉米和鱼加工的NOVA分类举例

③组。用鱼肉与面粉和玉米淀粉混合，然后用棕榈油炸制的鱼块则属于第④组。

顺便说一下，人们对于 NOVA 分类也有很多不同观点。因为，用小麦粉、水、盐、酵母制作的面包一般归类于第③组的加工食品，但在 NOVA 分类中，添加物中含有砂糖和盐，因此列为第④组的超加工食品。

NOVA 分类中超加工食品的定义是，含有大量糖分、盐分、脂质，加上硬化油、添加糖、香精、乳化剂、防腐剂等添加物，经过工业过程制成的食品。另外，是可以在常温下存放很久的食品。也就是说，人们容易将超加工食品理解为垃圾食品，将其与一般的加工食品区分开来。

具体来说，零食点心、方便面、甜面包、比萨、热狗、蛋糕、甜甜圈、汉堡包、炸鸡、鸡块、含糖的清凉饮料等，均为超加工食品。

▶ 超加工食品使全世界的人发胖

目前，超加工食品的摄取量，占据美国人能量摄取量的 50%，在日本也以接近能量摄取量的 40% 的速度增加着。

超加工食品含有大量的饱和脂肪酸、反式脂肪酸、盐和糖，能量密度很高。再加上膳食纤维和蛋白质的含量少，因此人们推测会导致肥胖者的增加。为了证明这一点，世界各国正在以 NOVA 分类为基础，就超加工食品与肥胖的关系进行大规模调查。巴西、美国、加拿大、欧洲等国家和地区的调查结果都是，超加工食品的摄取量越多，肥胖度越高。

2020 年，德黑兰医科大学根据这些研究结果进行了荟萃分析。

以各国进行的 14 项研究报告，约 19 万名受试者（10～64 岁）为对象，分析了超加工食品的摄取与肥胖发病的关系。结果显示，若超加工食品摄取量多，肥胖的风险会增加 26%。

从这个结果可以推测出，过量的超加工食品的摄取与肥胖的高风险有关，是各国所出现的肥胖流行的一个主要原因。

然而，荟萃分析是对大规模观察研究的总结分析，只能显示关联关系，无法显示因果关系。

接下来，介绍一下美国国家糖尿病、消化器官、肾脏疾病研究所的报告内容。该研究所针对摄入快餐对体重的影响进行了随机对照试验。

3-2
进食机制被破坏

● 超加工食品导致肥胖的最新证据

　　美国国家糖尿病、消化器官、肾脏疾病研究所召集了 20 名受试者 [（31.2±1.6）岁，BMI（27±1.5）kg/m²)] 进行验证。随机分成两组，一组吃超加工食物，一组吃未加工食物，让他们吃两周。然后更换小组，再次让他们吃两周这样的食物。

　　无论是超加工食品还是未加工食品，每个食物单位重量所含的成分都是一样的，但食量由受试者个体自己决定。另外，两组都要求进行一定程度的运动。

　　每周对能量摄取量、能量密度（每克食物的能量）、食物摄取率（单位时间摄取量）、激素分泌量、体重和身体组成（脂肪量和肌肉量）进行测量。

　　结果显示，与未加工食品相比，摄取超加工食品的组，每天的能量摄取量要增加 508±106kcal（图

3-3）。在营养素方面，碳水化合物和脂质的摄取量增加了，但蛋白质的摄取量没有差别（图 3-4）。

超加工食品中所消耗的食品和饮料的能量密度比未加工食品要高。研究显示，超加工食品比未加工食品的摄取率高，而且超加工食品的进食速度更快（图 3-5）。这意味着每分钟的能量摄取量上升 5%。

在激素分泌方面，超加工饮食中食欲抑制激素 PYY 的分泌量较少，食欲促进激素饥饿素的分泌量较多。这说明超加工食品不容易使人产生饱腹感，是能量摄取量增加的主要原因。

此外，每周吃超加工食品，体重增加 0.9kg，吃未加工食品，体重减少 0.9kg。体重的变化与能量摄取量密切相关（$r=0.8$）。另外，吃超加工食品后体脂肪量增加 0.4kg，吃未加工食品后体脂肪量减少 0.3kg。

根据该结果可以推测，超加工食品比未加工食品：

- 1g食品所含能量多（能量密度高）。
- 进食速度加快。
- 单位时间的摄取量增多（摄取率高）。
- 蛋白质摄取量减少。

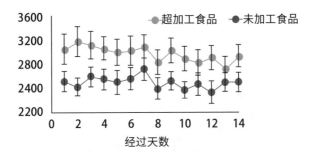

图3-3　能量摄取量的经时变化（kcal/d）

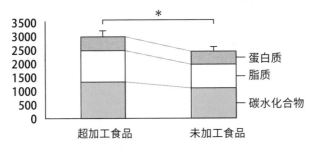

图3-4　各营养素的能量摄取量（kcal/d）

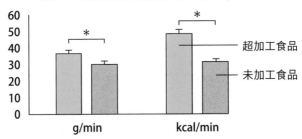

作者根据Hall KD, 2020编制

图3-5　食物的摄取率（%）

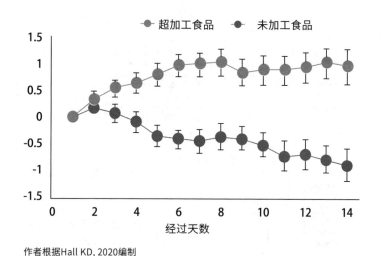

作者根据Hall KD, 2020编制

图3-6 体重的经时变化（kg）

• 在产生饱腹感之前就吃了很多食物，因此能量摄取量增多，体重增加。

超加工食品是为了提高嗜好性食欲，通过增加糖类和脂质来提高能量密度的，通过加工使食物吃起来更容易，加快进食速度，从而提高摄取率（图 3-6）。

这表示能量摄取量过多，会导致发胖。由此我们可以推导出超加工食品使人发胖的公式：

超加工食品＝高能量密度×高摄取率

▶ 人类的进食结构被破坏

那些生活在旧石器时代的人，处于半饥饿的状态。在严酷的环境下，能量密度高的糖和脂质是稀有营养素。

旧石器时代食物的能量密度平均不到 1.75kcal，极少能采到的蜂蜜为 3.2kcal。由此可知，在旧石器时代，蜂蜜是非常美味的佳肴。

那么，让我们将目光投向现代。

超加工食品的平均能量密度约为 3.2kcal。点心或甜点就更高了。也就是说，我们每顿饭吃的都是旧石器时代难得一见的"美食"。

对于人类的大脑和身体来说，超加工食品的出现完全是意料之外。根据近年的研究发现，吃高能量密度的食品时，大脑无法准确地感知能量密度，会做出过低评价。因此产生进食过量的现象。

一方面，也与旧石器时代人类的消化器官比其他动物的小有关。未加工（生的）的肉和果实需要一点一点含在嘴里，不细嚼慢咽是无法消化的。

另一方面，因为熟的软糯的水果容易消化，可以一次在嘴里含很多，咀嚼的次数少，也能咽下去。因为人类的消化功能较弱，所以会根据食物的易吃性而下意识地改变入口量和咀嚼次数。

与此相对，超加工食品由于加工后口感柔软，所以单位时间的摄取量较高（摄取率较高）。

超加工食品是具有高能量密度和高摄取率的食品。在美味的背后，巧妙地破坏了旧石器时代人类的饮食机制，让现代人摄取更多的能量，从而使人发胖。

▶ 对超加工食品的限制要循序渐进

我们在不了解这种原理的情况下，会觉得超加工食品很美味，还想再多吃一点，于是就会去附近的便利店或快餐店购买。

现在全世界都出现了肥胖的大流行。

在这样的背景下，耶鲁大学对超加工食品进行了如下论述。

减肥的方法有很多，但是若要瘦下来，只有一个共同点，那就是避免食用超加工食品。

虽然社会上提出了各种各样的减肥方法，但首先应该从不吃超加工食品开始。

例如，将原来每天都吃的点心改为只在周末吃，就是很不错的方法。或者试着把吃快餐的次数从每周一次改为每月一次。

糖类和脂质有致瘾性。如果突然切断，会在精神上产生反作用力，所以要逐渐地减少摄取的频度。

3-3
戒掉含糖饮料

▶ 戒掉含糖饮料就能减肥

如果想减肥，就得戒掉清凉饮料和罐装咖啡等含糖饮料，这么说，或许每个人都能够理解和接受。那么，让我们来观察一下实际戒掉含糖饮料后，体重得以减轻的证据。

2006 年，哈佛公共卫生学院针对 30 项有关含糖饮料对体重影响的研究报告进行了系统评价。该系统评价表明，如果含糖饮料的摄取量增加，无论是儿童还是成年人，随着时间的推移，体重增加和肥胖的风险都会升高。

研究还发现，在一年内减少含糖饮料摄入的儿童与不减少含糖饮料摄入的儿童相比，体重大幅降低。另外，以成年人为对象进行的为期 25 周的随机对照试验显示，减少含糖饮料的摄取量会使体重下降，特别是在肥胖的情况下，摄取量的减少与体重的下降密切相关。

2013 年，该卫生学院发表了关于含糖饮料对体重影响的荟萃分析报告。分析结果表明，如果每天增加一杯含糖饮料，儿童的 BMI 会在一年内增加，相反，如果不喝含糖饮料，BMI 就会降低。另外，成年人每天多喝一杯含糖饮料也会导致体重增加。

▶ 多喝水

那么，我们应该用什么来代替含糖饮料呢？

科学且有效的减肥方法是喝水。

这也是该卫生学院在 2013 年通过研究所得出的结论。研究人员将含糖饮料替换成水、咖啡、红茶、含人工甜味剂的饮料和低脂牛奶，调查每种饮料对体重的影响（图 3-7）。调查对象为 24000 人，其中年龄、BMI、生活方式（饮食、吸烟习惯、运动、酒精摄入、睡眠时间、看电视等）都有所调整。

将每天一杯的含糖饮料换成其他饮料后，发现所有替换含糖饮料的人的体重都有所减轻。其中显示体

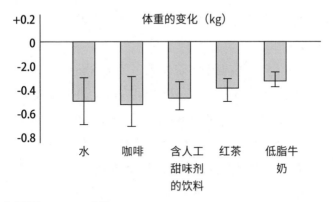

作者根据Pan A. 2013编制

图3-7 替换含糖饮料摄取后的体重变化

重减轻最多的分别是水和咖啡，其次是添加人工甜味剂的饮料、红茶和低脂牛奶。

水是最能减轻体重，而且是成本最低的减肥饮料。

▶ 又甜又好喝的饮品具有致瘾性

虽然有证据表明，少喝含糖饮料多喝水就能瘦下来，就跟戒烟和戒酒一样，让那些习惯喝含糖饮料的人突然戒掉，难度非常大。

原因在于砂糖的致瘾性。

砂糖是由葡萄糖和果糖组合而成的。含糖饮料的致瘾性是由果糖引起的。

果糖的甜度是葡萄糖的 2 倍多，含糖饮料让人觉得又甜又好喝的原因也在于此。近年来，加工后的高果糖玉米糖浆（果糖葡萄糖液糖）因成本低廉而大量生产，因此在含糖饮料中含量很高。导致果糖的摄取量也随之增加。

喝含大量果糖的含糖饮料时，脑内会分泌一种叫"β内啡肽"的快感物质，让人感觉又甜又好喝。然后，该信息被传送到中脑的腹侧被盖区，多巴胺能神经元（dopaminergic neuron）会兴奋起来，向伏隔核释放多巴胺。

这样一来，获得又甜又好喝的快感的行为（喝含糖饮料）就会得到强化。

这种强化获得快感行为的功能被称为"奖励系统"。在这种奖励系统的作用下，"喝含糖饮料→获得香甜可口的快感→更想喝"的循环被强化后，人就会上瘾。即便为了减肥而突然戒掉含糖饮料，转而喝水，大脑也会发出"喝又甜又好喝的果汁"的诱惑。意志不坚定的人，是无法抵御这种诱惑的。

从砂糖的依赖中摆脱出来的第一步是向添加人工甜味剂的饮料转变。随机对照试验证明了其有效性。

波士顿儿童医院将习惯喝含糖饮料的 203 名成年人（男性 121 名，女性 82 名）分为 3 组。

一组只喝含糖饮料，一组只喝含人工甜味剂的饮料，一组喝水等不含糖的饮料。在 12 个月的时间里，每种饮料都被免费送到了家里，调查了试验前后的体重、脂肪量以及对甜味需求的成瘾性（图 3-8）。

结果显示, 摄取含糖饮料的一组，体重和脂肪量增加，而摄取含人工甜味剂饮料和水等不含糖饮料的小组，体重和脂肪量的增加被抑制，特别是内脏脂肪型肥胖的受试者出现很强的减少倾向。

人们对甜味的需求，在含糖饮料中有所增加，而在水中则出现减少。含人工甜味剂饮料的增加幅度很小。

习惯性地喝含糖饮料时，不要突然换成水等不含糖的饮料，应该先换成含人工甜味剂的饮料。这样可以抑制味觉产生的抵抗，减肥效果可期。

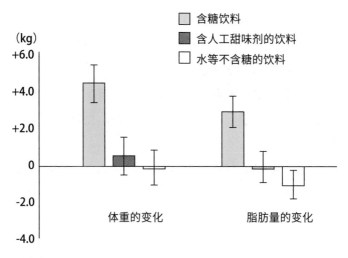

作者根据Ebbeling CB, 2020编制

图3-8 饮料引起的体重和脂肪量的变化

　　但是，即使将含糖饮料替换为含人工甜味剂的饮料，也不能完全消除对甜味的成瘾性。最终，仍需要向水等不含糖饮料过渡。

　　当然，除了水以外，还有其他减肥饮料。详细内容将在第 4 章进行介绍。

　　超加工食品和含糖饮料中，大量添加了我们本能想要的脂质和糖类，经过加工后变得美味可口，让我们在不知不觉中摄取了大量的能量。不仅如此，还具有会让人产生"还想吃"的成瘾性。

由此可知，如果要减肥，首先要减少超加工食品和含糖饮料的摄取。通过这种方式可以逐渐抑制成瘾性。

减少超加工食品的摄取量，取而代之的食品就是减肥饮食。

第 4 章

减肥饮食和增肥饮食的区分方法

4-1
怎么吃都不胖的
时代来临了

▶ 迄今为止的有关减肥的观念

常见的减肥处方都是减少饮食，限制能量（卡路里）的摄取。

体重是由能量摄取量和能量消耗的平衡决定的，所以如果想减轻体重，减少能量摄取量是正确的方法。

在有效减少能量摄取量的减肥方法中，最著名的是减少碳水化合物的"低碳水化合物减肥"和减少高能量脂质的"低脂减肥"。

碳水化合物和脂质，哪种减肥方法更有效，对此有很多的讨论，现在给出了一个答案。

哈佛大学针对体重的变化，进行了两组调查。一组是低碳水化合物饮食，另一组是低脂饮食，两组的能量摄取量均控制在 2000kcal 左右。从减肥开始到两年后的调查结果显示，两组实验者都出现体重减轻的效果，并没有明显差异。

　　多伦多大学也得出了同样的结论。对利用低碳水化合物减肥的"阿特金斯减肥法"和"吉恩减肥法"，以及低脂减肥的"欧尼斯减肥法"等减肥项目的体重变化报告（48 份）进行了荟萃分析。

　　以 7286 名肥胖受试者为对象，分析了采用 11 种减肥计划一年后的减重效果。所有的减肥计划都将一天的能量摄取量限制在 1800kcal 以内，结果发现所有计划都有减重的效果，但是不同计划项目之间没有发现显著的差异。

　　也就是说，无论限制何种主要营养素的量，只要能持续限制能量摄取量，都有望获得减轻体重的效果。

　　减肥的成功，并不是主要营养素的量的问题，减肥的关键是"能持续多久"。话虽如此，坚持不下去也是人之常情。正因为如此,书店和网络上才会充斥着"实现轻松减肥"等以甜言蜜语来吸引眼球的信息。

▶ 与其减量，莫不如考虑质

近年来，有关减肥的模式发生了变化。那就是关注"主要营养素的质而非量"。到目前为止，若是碳水化合物就采取低碳水化合物减肥法，若是脂质就采取低脂减肥法，主要着眼于减少主要营养素的量。与此相对，斯坦福大学的研究报告关注的是主要营养素的质。

实验对象为 609 名 [平均年龄（40±7）岁，女性比例 57%] 超重或肥胖者。分成低碳水化合物饮食组和低脂饮食组，调查 12 个月后对体重变化的影响。

这项研究的特点是，低碳水化合物饮食和低脂饮食都是"所谓的健康饮食"。两组都有营养师参与其中，指导受试者避免摄取超加工食品，或如何在家烹调未加工或最低加工的健康食品。

例如，白米、白面包、松饼、果汁等食物通常都属于低脂食物。但是，这项研究的低脂饮食组，则是避免食用这些食物，而是食用糙米、大麦、燕麦、豆类、红肉（没有脂肪）、低脂乳制品、新鲜水果和豆科植物等食物。

而低碳水化合物饮食组则食用橄榄油、三文鱼、鳄梨、奶酪、蔬菜、坚果等营养价值丰富的食物。

有趣的是，受试者不需要在意能量（卡路里）的摄取量，可以随心所欲地吃这些食物。

12 个月后的结果令人震惊。

两组受试者的体重均出现下降（低脂饮食组：5.29kg；低碳水化合物饮食组：5.99kg），两组之间无明显差异。另外，两组的体脂率和腰围都有所减小。更令人吃惊的是，尽管受试者可以尽情进食，但一天的能量摄取量却平均减少了 500kcal。

这项研究证明，摄取健康的碳水化合物和脂肪等优质的主要营养素，可以自然减少能量的摄取量，有助于减轻体重。

以往的减肥方法是通过减少食物的摄取量，来减少能量的摄取量，以此来实现减重。但是，对于自旧石器时代以来就被设定为尽情地吃眼前的食物的我们来说，减少食量会给我们带来很大的压力。会成为我们将减肥坚持下去的一大障碍。

对此，斯坦福大学研究发现了一种新的减肥方法，即只要是含有优质主要营养素的食品，便可以随便摄取，最终也能减少能量摄取量。

近年来，碳水化合物分为减肥碳水化合物和增肥碳水化合物，脂质也分为减肥的脂质和增肥的脂质。此外，蔬菜、肉类、饮料也是如此。值得庆幸的是，"减肥饮食"等同于"健康饮食"。

4-2

减肥碳水化合物、
增肥碳水化合物

碳水化合物是糖类和膳食纤维的总称。

限制碳水化合物的摄入，意味着限制糖类或其基础糖类的摄入。减少糖类的摄取量意味着减少葡萄糖和果糖的摄取量，有助于减轻体重。

这就是传统减肥之所以要限制碳水化合物的原因。

但是，近年来的营养学将碳水化合物分为减肥碳水化合物和增肥碳水化合物，推荐减肥时摄取减肥碳水化合物。

减肥碳水化合物的本质是碳水化合物中所含的膳食纤维量较多。

▶ 膳食纤维的神奇效果

膳食纤维被定义为"不能被消化酶消化的食物成分"。

具体来说，是指难消化的多糖类（纤维素、葡聚糖、果胶等）。在食物中，与动物性食物相比，大豆、牛蒡、水果等植物性食物中膳食纤维的含量更多。

另外，膳食纤维分为难溶于水的不溶性膳食纤维和易溶于水的水溶性膳食纤维（图 4-1）。膳食纤维含量较多的碳水化合物咀嚼起来很有嚼劲，因此咀嚼次数自然也会增多。

也就是说，单位时间的摄取量减少（摄取率降低），饱腹感仍会提高。

另外，薯片、方便面等去除了膳食纤维的超加工食品，因为咀嚼次数少，所以单位时间内的摄取量高，即使摄取量高也不容易产生饱腹感，这也是进食过量的主要原因。

咀嚼并咽下膳食纤维，会产生以下作用。

在未被消化的状态下到达大肠→吸收水分后容量增加，饱腹感提高→容量增加的同时成为黏性较高的

不溶性膳食纤维

纤维素——大豆、牛蒡、麦麸等
半纤维素——麦麸、大豆、谷类、蔬菜等
木质素——麦麸、谷类、全熟蔬菜等
甲壳质——螃蟹和虾等的外皮，菌类

水溶性膳食纤维

果胶——水果类、薯类、卷心菜、萝卜等
树胶——大麦、乌麦等麦类，大豆等
葡甘露聚糖——魔芋

图4-1 不溶性膳食纤维与水溶性膳食纤维

胶状→通过对肠道内的糖类和脂质吸收，来延迟消化，降低对会导致肥胖的葡萄糖和果糖等的吸收→降低血糖值，防止胰岛素的过量分泌→防止粪便滞留的同时，肠内细菌发酵后产生短链脂肪酸使肠内环境保持酸性（调整肠内环境）→促进双歧杆菌和乳酸菌等肠内细菌的增殖。

> - 增加咀嚼次数，降低摄取率
> - 吸收水分，通过容量的增加来提高饱腹感
> - 增加胆汁酸的分泌，降低胆固醇
> - 延缓糖类和脂质等的吸收，抑制血糖值上升
> - 通便
> - 调整肠内环境（酸化）

图4-2　膳食纤维的作用

　　人们推测，膳食纤维的这些作用是提高饱腹感，同时还能促进体重的减轻（图 4-2）。

▶ 减肥碳水化合物取决于膳食纤维量

　　2020 年，圣迈克尔医院发表的最新荟萃分析报告证明了这一点。

　　以 3877 名有肥胖倾向的受试者为对象，总结分析了针对膳食纤维的摄取对体重、BMI、腰围的影响所进行的 62 项调查的研究结果。该荟萃分析的特征是，在不限制能量（卡路里）的条件下（吃多少都行），分

析摄取膳食纤维所带来的影响。

　　结果显示，即使在自由摄取的情况下，大量摄入膳食纤维也会降低受试者的平均体重、BMI 和体脂率。另外，关于减重效果，如果膳食纤维的摄取量每天不足 20g 则没有效果，若想获得充分的效果，推荐 30g 以上。也就是说，区分能减肥的碳水化合物和能让人增肥的碳水化合物的关键在于"膳食纤维的摄取量"。

● 膳食纤维可以降低疾病的发病率和死亡率

　　富含膳食纤维的碳水化合物不仅有助于减轻体重，还有助于降低各种疾病的死亡率和发病率。

　　2019 年，奥塔哥大学针对膳食纤维的摄取量与体重及各种疾病的发病率、死亡率的关联性进行了荟萃分析。结果发现，如果摄取较多的膳食纤维，在减重的同时，总胆固醇、血压（收缩压）、甘油三酯、空腹时血糖值也会降低。

　　另外，分析表明，膳食纤维的摄取与心脏病、脑卒中（中风）、2 型糖尿病、结肠癌和直肠癌的发病率相关，膳食纤维的摄取量增加，这些疾病的发病率、死亡率的风险减少 1/30 ～ 1/15。

增加膳食纤维的摄取量可以降低体重，同时还能降低胆固醇和血压。从而降低心脏病和糖尿病等疾病的发病率和死亡率。

富含膳食纤维的碳水化合物是有益减肥的碳水化合物，同时也是健康的碳水化合物。

摄取富含膳食纤维的碳水化合物，人容易产生饱腹感，自然会减少能量的摄取量，提高健康减肥的效果。为此，需在菜单中加入富含膳食纤维的碳水化合物，实现一天能摄取到 25g 以上的膳食纤维。

4-3

白米换成糙米

　　若要实现健康减肥，并不是单纯地摄取"减肥碳水化合物"就好。在菜单中加入大量含有减肥碳水化合物的食物，每天摄取 25g 以上的膳食纤维，就能达到减肥的效果。

　　那么，什么样的食物是含有减肥碳水化合物的食物呢？我们比较观察一下常吃的白米、白面（面包、意大利面、拉面等）等精制谷物以及糙米、全麦粉等没有经过精制的全粒谷物。

▶ 为什么吃精制谷物会发胖？

　　在介绍精制谷物之前，先举一个简单易懂的食品加工例子——苹果。苹果连皮吃的话，因为苹果皮很硬，嚼的次数会变多。剥皮会减少咀嚼的次数，制作成果酱后会更少。做成果汁的话就不需要咀嚼了。通过剥皮、做成果酱、果汁等加工，膳食纤维被去除，所以更容易食用。

100g 带皮苹果的膳食纤维含量是 2.5g。削皮后的含量为 1.4g，制成果酱后降至 0.8g，果汁为 0g（参照《日本食品标准成分表 2015 年版》）。这意味着，即使是膳食纤维含量高的食物，经过加工后也会变成增肥碳水化合物。因为碳水化合物是由糖类和膳食纤维组成的，如果去掉膳食纤维，剩下的就只有糖类了。

膳食纤维减少的话，肠道更容易吸收糖类。另外，喜欢糖的大脑会觉得"好吃"，并增加进食速度和进食量（摄取率增高）。

▶ 精制谷物和全谷物哪个更能使人瘦下来？

米饭（白米饭）、面包、意大利面、乌冬面的材料，面粉又是如何加工制作的呢？

我们首先观察一下白米的加工（精米）过程。

白米的原料是糙米。糙米由表皮、胚芽、胚乳三部分组成，各部分含有不同的营养成分（图 4-3）。

麸皮含有丰富的维生素 B、铁、铜、锌、镁和膳

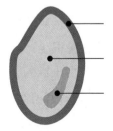

表皮（麸皮）：膳食纤维含量丰富，还含有维生素B、铁、铜、锌、镁

胚乳：主要是淀粉（糖类）

胚芽：富含健康的脂质、维生素E、维生素B和抗氧化物质

图4-3　糙米所含的营养成分

食纤维。胚芽富含健康的脂质、维生素 E、维生素 B 和抗氧化物质。胚乳的主要成分是淀粉（糖类）。将糙米慢慢进行精米加工，去除 50% 的麸皮，就变成半糙米，麸皮去除 70% 后，就变成七分精米。完全去除麸皮，留下胚芽的米就成了胚芽米。然后，把麸皮和胚芽都去掉，只剩下胚乳的米就是白米。

通过精米加工去除麸皮和胚芽后，所含的膳食纤维就会减少。每 100g 糙米中含有 3.0g 膳食纤维，经过精米加工的半糙米中含有 1.4g 膳食纤维，不到糙米的一半。七分精米中含有 0.9g 膳食纤维，不到糙米的1/3。白米只有 0.5g，相当于糙米的 1/6（《日本食品标准成分表 2015 年版》)。

也就是说，糙米含有丰富的膳食纤维，是减肥碳水化合物，而精制的白米，膳食纤维的含量很少，几乎只有淀粉（糖类），是增肥碳水化合物。白米饭的膳食纤维含量很少，所以吃起来容易，又因为只有糖类，所以感觉很好吃。

这就是白米比糙米更受欢迎的原因，结果我们把白米这种会让人发胖的碳水化合物作为主食了。

接下来，我们再观察面粉的加工（制粉）过程。面粉的原料是小麦。小麦和糙米一样，有表皮（麸皮）、胚芽、胚乳 3 个部分。将这些磨成粉的就是全麦粉，从中只提取胚乳的就是面粉。

麸皮含有大量的膳食纤维，所以有麸皮的全麦粉是减肥碳水化合物。但是，只收集胚乳的面粉几乎全是淀粉（糖类），所以是增肥碳水化合物。

糙米、全麦粉等全谷物是减肥碳水化合物，而精制白米、白面等精制谷物是增肥碳水化合物。

那么，糙米等全谷物具有什么样的减肥效果呢？

海因里希·海涅大学对全谷物和精制谷物等食品的摄取量与肥胖风险之间的关系进行了荟萃分析。

2019 年，该大学以迄今为止的多项研究报告为基础，对糙米等全谷物和白米、白面等精制谷物的摄取量及肥胖风险进行了分析（图 4-4、图 4-5）。

结果显示，全谷物摄取量的增加可以减少肥胖风险，每天增加 30g 的摄取量，肥胖风险可降低 7%。

与此相对，增加精制谷物的摄取量会使肥胖风险升高，研究显示，每天摄取量超过 90g，肥胖风险就会增加。

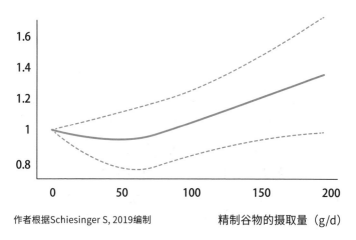

作者根据Schiesinger S, 2019编制　　　精制谷物的摄取量（g/d）

图4-4　每日精制谷物摄取量导致体重增加的风险

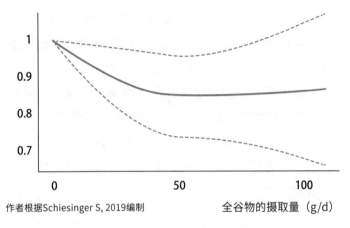

作者根据Schiesinger S, 2019编制

全谷物的摄取量（g/d）

图4-5 每日全谷物摄取量导致体重增加的风险

也就是说，减少精制谷物的摄取量而增加全谷物的摄取量会明显降低肥胖的风险。

此外，奥塔哥大学还发表了关于摄取全谷物对体重和疾病发病风险的影响的荟萃分析报告。结果显示，摄取全谷物有助于减轻体重，同时还能将所有疾病所导致的死亡率，心脏病、2 型糖尿病、结肠癌、直肠癌的发病风险降低13% ～ 33%。

研究表明，增加全谷类食物的摄取量，不仅可以增加膳食纤维的摄取量，促进体重的减轻，还可以降低罹患心脏病、糖尿病、癌症的风险。

▶ 正确的做法不是减少碳水化合物的摄取，而是"替换"

日本人的主食是精制谷物的白米，所以大家很想知道它和体重有多大关联。名古屋女子大学以 437 名日本人为对象，就 1 年内白米或糙米的摄取量与体重变化的关系进行了调查。

结果显示，白米摄取量多与白米摄取量少的情况相比，一年内体重增加 3kg 以上的风险更高。研究显示，糙米的摄取与体重的增加没有关系。另外，以日本人为对象，将使用增肥碳水化合物小麦粉制作的精制小麦面包，换成使用减肥碳水化合物全麦粉制作的全麦面包，内脏脂肪显著减少。

突然减少白米、面包、意大利面、拉面等容易让人发胖的碳水化合物，会使人在精神上很痛苦。因此，现代营养学提倡用全谷物"替换"精制谷物，来增加膳食纤维的摄取量，实现健康减肥。例如，选择糙米或燕麦片代替白米，选择全麦面包来代替小麦粉面包，如果是荞麦，含荞麦粉多的食物才是正确的选择（表4-1）。

但是，减肥的目标是每天摄取 5g 以上的膳食纤维。仅仅用全谷物代替精制谷物，是很难摄取足量的膳食纤维的。为了减肥，需要摄取更多的富含膳食纤维的食物。

精制谷物 （增肥碳水化合物）	全谷物 （减肥碳水化合物）
● 白米 ● 小麦粉 　（面包、意大利面、乌冬面等） ● 小麦粉含量多的荞麦面	● 糙米、燕麦片、糯米 ● 全麦粉 　（面包、意大利面、乌冬面等） ● 荞麦粉含量多的荞麦面

表4-1　全谷物与精制谷物的比较

4-4

减肥蔬菜和减肥水果

作为上节的总结，我说过"只是单纯地将白米换成糙米是无法达到减肥效果的"。这与膳食纤维的摄取量有关。因为每天需要摄入 25g 以上的膳食纤维。

▶ 减肥蔬菜的辨识方法

除了糙米等全谷物，还可以吃蔬菜和水果。它们是减肥蔬果。

蔬菜给人的印象本来就是能减肥，但实际上也有减肥蔬菜和增肥蔬菜之分。

2015 年，哈佛大学就蔬菜和水果的摄取量与体重增减的关系，以 133468 名男女为对象，分析了 24 年来的调查结果。这项研究包括 3 项大型研究，对饮食、吸烟状态以及身体活动等生活方式的因素进行调节，每隔 4 年进行一次分析。

分析的是蔬菜和水果摄取量增加与体重增减的关联，同时调查了各个品种的蔬菜和水果所带来的减重效果。结果显示，4 年间蔬菜和水果摄取量的增加均与体重的减少有关。

有趣的是，不同品种的蔬菜和水果所呈现出的对减重的效果不同。

首先，最具减重效果的蔬菜是大豆。此外，菜花、西蓝花等十字花科蔬菜，青椒、卷心菜、菠菜等绿叶蔬菜也具有显著的减重效果。另外，土豆（包括土豆泥）、红薯和玉米有增肥效果（图 4-6）。

大豆和大豆食品含有丰富的膳食纤维、异黄酮和蛋白质等营养成分。膳食纤维具有提高饱腹感、延缓肠道对糖类和脂质的吸收、调整肠内环境、促进肠道细菌活动等防止肥胖的作用。

研究报告显示，异黄酮在抑制脂质生成的同时，还能减少脂质的蓄积，改善会导致肥胖的胰岛素抵抗。

蛋白质可以降低食欲，减少能量的摄取量。由于这些作用，大豆食品与减重息息相关。

血糖指数（Glycemic Index, GI）是表示摄取 50g 碳水化合物时，血糖值上升程度的指数。但是，

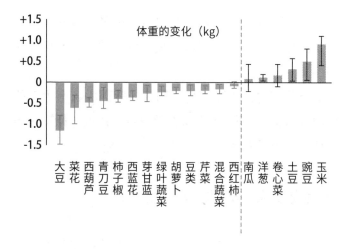

作者根据Bertoia ML, 2015编制

图4-6　蔬菜等食物对体重增减的效果

由于每种食物所含的碳水化合物量各不相同，所以并不实用。

　　因此，哈佛大学设计了一种名为"血糖负荷（glycemic load）"的方法。血糖负荷等于是血糖指数值与食物所含的碳水化合物的质量的乘积。是一种能恰当表示血糖值上升程度的指标。

花椰菜等十字花科蔬菜和绿叶蔬菜中含有大量的膳食纤维，而且，由于血糖负荷低，被认为是可以减肥的蔬菜。

与此相对，土豆等薯类和玉米等因为含有大量的淀粉（糖类），所以血糖负荷会升高。因此，摄取过多的话，人容易发胖。

▶ 减肥水果的辨识方法

水果的减肥效果被广泛认可，而其增肥效果却不被承认。其中，减肥效果最显著的是蓝莓。此外，李子、苹果、草莓、葡萄和葡萄柚也具有显著的减肥效果（图4-7）。

莓类水果，如蓝莓、李子和草莓，以及苹果和葡萄柚等水果，在含有丰富的膳食纤维的同时，还含有丰富的类黄酮。类黄酮是多酚的一种，存在于植物的叶、茎、干中。它是植物为了保护自身不受紫外线和害虫侵害而产生的物质，具有抗氧化和抗菌等作用。

近年来，研究表明，摄取类黄酮可以减少能量摄取量，同时增加肌肉对葡萄糖的摄入，减少脂肪细胞

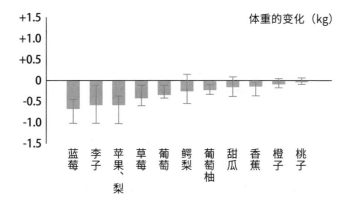

作者根据Bertoia ML, 2015编制

图4-7 水果的减重效果

对葡萄糖的吸收。

综合这些研究结果，有学者建议，为了提高减肥效果，在当下的饮食菜单中，加入12.5g减肥蔬菜和10g减肥效果好的水果。如前所述，大豆具有显著的减重效果。那么，其他豆类又如何呢？

2016年，多伦多大学通过21项随机对照试验验证了豆类（鹰嘴豆、扁豆等）的摄入对体重变化的影响，并以此为基础进行了荟萃分析。

分析显示，豆类（每日摄取量的中位数 132g）可以减轻体重（—0.34kg）。这种减肥效果不仅适用于控制能量的饮食，也适用于维持体重的饮食。该结果表明，不管是否限制能量摄取量，摄取豆类都可以减肥。这项研究得出的结论是，一天的饮食中摄取 100 ～ 150g 豆类食物会提升减肥效果。

豆类的减肥效果是由膳食纤维、蛋白质和豆类特有的细胞壁综合产生作用所带来的。特别是豆类中含量丰富的膳食纤维，能提高饱腹感，有延缓肠道对糖类和脂质吸收的作用。蛋白质也有降低食欲的作用。

另外，从其他食物中摄取的糖类和脂质的吸收也会被延迟。综合来说，通过饮食所摄取的能量减少，可以实现减重。

细胞壁是植物细胞特有的，动物细胞没有细胞壁，但豆类的细胞壁更具特性。研究表明，含有淀粉（糖类）的豆类具有保护淀粉不被消化的细胞壁。细胞壁的作用是妨碍淀粉的消化，减少肠道对能量的吸收。

▶ 降低中风和血压下降等风险

蔬菜和水果并非只具有提高减肥效果的作用。

增加蔬菜和水果的摄取量可以降低心脏病致死的风险，也可以降低中风的发病风险。此外，也有研究表明，蔬菜和水果还与血压降低有关，有证据显示，能降低疾病发病和死亡的风险。

通过积极摄取能使身体健康的减肥蔬果，可以充分地摄取到膳食纤维，提升减肥效果。

4-5
减肥脂质和减肥油脂

现代营养学已经证明,减肥并非是通过不合理的饮食控制来进行的,而是通过食用能减肥的碳水化合物和能减肥的蔬菜和水果,来实现健康且持续的减肥的。

近年来,人们发现,脂质中竟然也有对健康有益、能减肥的脂质。

● 有关脂质的知识

在谈论减肥脂质之前,先来介绍一下脂质究竟是何物。具体按照表 4-2 的种类进行解说。

首先从占脂质大部分的"三酸甘油酯(甘油三酯)"开始说明。

色拉油等调味油、牛肉和猪肉中含有的油脂(牛油和猪油)、腹部周围的内脏脂肪和皮下脂肪等脂质就

			含量占比高的食品
饱和脂肪酸			肥肉、黄油、猪油、加工肉
反式脂肪酸			快餐等超加工食品
不饱和脂肪酸	单不饱和脂肪酸		橄榄油、菜籽油（芥花油）、杏仁等坚果
	多不饱和脂肪酸	n-3系列（ω-3）	紫苏油、亚麻籽油、鱼油
		n-6系列（ω-6）	大豆油、玉米油

表4-2 脂质的种类

是三酸甘油酯。

三酸甘油酯是由甘油和 3 个脂肪酸所形成的酯，脂肪酸的结构不同，脂质性质也不同。

基本上，脂肪酸由碳链组成，碳链的一端为甲基，而另一端为羧基。碳原子之间没有不饱和键（双键），所有的碳原子都与氢结合而处于饱和状态的脂肪酸叫作"饱和脂肪酸"，与碳原子之间有双键且未被氢饱和的脂肪酸叫作"不饱和脂肪酸"。

饱和脂肪酸有动物性和植物性之分，动物性饱和脂肪酸主要包括肉的脂肪、黄油、猪油等动物性食品，以及香肠、培根等肉加工制品。另外，用动物性食品和加工肉类制成的汉堡包，比萨、冰激凌等超加工食品中也含有大量饱和脂肪酸。

植物性饱和脂肪酸存在于椰子油和棕榈油等植物性食物中。

不饱和脂肪酸分为与碳原子有 1 个双键的单不饱和脂肪酸和有 2 个以上双键的多不饱和脂肪酸。

单不饱和脂肪酸的代表是油酸，它是橄榄油的主要成分。除此之外，菜籽（油菜籽）、杏仁等坚果类中也含有丰富的单不饱和脂肪酸。

体内不能合成，必须由食物供应的必需脂肪酸多为不饱和脂肪酸，分为 n-6 系列和 n-3 系列（图 4-8）。n-6 系列多不饱和脂肪酸的双键位于从甲基端数起第 6 个碳原子上，n-3 系列多不饱和脂肪酸的双键位于从甲基端数起第 3 个碳原子上，因此而得称。

另外，n-6 系列多不饱和脂肪酸，经常被称作 ω-6，n-3 系列多不饱和脂肪酸，则被称作 ω-3。如果从羧基开始数起，甲基端则是脂肪酸链的最后一个碳原子，因而将希腊文字中表示"最后"之意的"ω"应用于甲基。因此，本书将 n-6 系列和 n-3 系列分别表述为 ω-6 和 ω-3。

ω-6 脂肪酸的代表是亚油酸，通常用作烹调油，如豆油和玉米油等。

ω-3 的代表是 α-亚麻酸，在紫苏油和亚麻籽油等油脂中含量丰富。摄取亚麻酸后,体内会生成EPA(二十碳五烯酸）和 DHA（二十二碳六烯酸）。鱼油中也含有丰富的 EPA 和 DHA。

不饱和脂肪酸中有通过工业加工生产出来的脂肪酸，那就是反式脂肪酸。

不饱和脂肪酸中的双键大多数是顺式结构，因为和双键上两个碳原子结合的氢原子在碳链的同一侧。但是，如果和双键上两个碳原子结合的氢原子分别在碳链的两侧则被称为反式双键（图 4-8）。例如，在不饱和脂肪酸的植物油中加氢，由作为人造黄油、起酥油等半固体状油脂的副产品而生产出来的脂肪酸，则是反式脂肪酸。双键部分的碳上附着的氢呈"横穿（转出）"的形状，因此而得名。

氢化油含有大量反式脂肪酸，因其可以耐受反复

n-6系列多不饱和脂肪酸（ω-6）

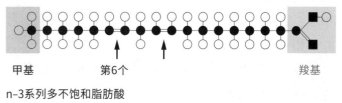

n-3系列多不饱和脂肪酸

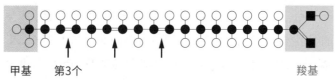

不饱和脂肪酸（油酸）

反式脂肪酸

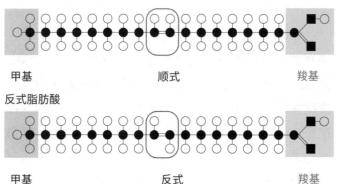

图4-8 不饱和脂肪酸的种类

加热，是制作油炸快餐的最合适用油。油炸食品、烘焙食品、膨化食品等超加工食品中均含有氢化油。

◉ 减肥脂质是如何被发现的？

那么，这些脂肪酸对体重会产生哪些影响呢？

脂质在包括糖类、蛋白质在内的三大营养素中是能量最高的，所以减肥时提倡低脂饮食。但是，近年来，这种常识发生了变化，人们发现脂质中也有减肥脂质和增肥脂质两种类型。

2007 年，哈佛大学医学院以 41518 名女性为对象，进行了为期 8 年的大规模调查，研究了脂质的摄取与体重变化的关系。

结果表明，动物性饱和脂肪酸及反式脂肪酸的摄取量增加与体重增加有关。与此相对，不饱和脂肪酸（单不饱和脂肪酸和多不饱和脂肪酸）的消耗量增加与体重的增加没有关联（表 4-3）。脂质的质量比摄取量对体重的影响更大。

2018 年，同样是哈佛大学医学院，结合 3 项大规模调查，以总计 13 万名男女为对象，分析了脂质的质

██ 减肥脂质
██ 增肥脂质

含量占比高的食品

饱和脂肪酸			肥肉、黄油、猪油、加工肉
反式脂肪酸			快餐等超加工食品
不饱和脂肪酸	单不饱和脂肪酸		橄榄油、菜籽油（芥花油）、杏仁等坚果
	多不饱和脂肪酸	n-3系列（ω-3）	紫苏油、亚麻籽油、鱼油
		n-6系列（ω-6）	大豆油、玉米油

表4-3　减肥脂质与增肥脂质

量（不同类型脂肪酸）对体重的影响。最初调查的是饱和脂肪酸、反式脂肪酸、单不饱和脂肪酸、多不饱和脂肪酸对体重的影响。

减肥效果显著的是多不饱和脂肪酸，单不饱和脂肪酸没有影响。饱和脂肪酸的增重效果很高，反式脂肪酸增重的效果更高。

接下来，我们将详细分析不饱和脂肪酸对体重的影响。

我们知道，动物性食物中的单不饱和脂肪酸具有增重的效果，而在植物性食物中的单不饱和脂肪酸具有减重的效果。在多不饱和脂肪酸中，ω-6、亚油酸、ω-3 脂肪酸有减重的效果，α-亚麻酸的减重效果更好。

这些研究得出的结论是，饱和脂肪酸和反式脂肪酸是增肥脂质，而单不饱和脂肪酸、多不饱和脂肪酸ω-6、ω-3 是减肥脂质。特别是 α—亚麻酸是一种最佳的"减肥脂质"。

▶ 饱和脂肪酸真的对身体有害吗？

为什么不同类型的脂质会对体重产生不同的影响？

以饱和脂肪酸和反式脂肪酸为代表的让人发胖的脂质，它们的脂质氧化程度低，能减少能量消耗。另外，由于会减少饮食诱导产热，所以比其他脂肪酸更容易令人发胖。

另外，橄榄油等单不饱和脂肪酸会提高脂质氧化，增加能量消耗。

有报告显示，ω-3 是通过增加脂质分解率、减少脂质生成、增加脂肪酸代谢途径的所谓 β 氧化、减少瘦素浓度来提升减肥效果的。特别是 α-亚麻酸，其 β 氧化率在不饱和脂肪酸中是最高的，因此是减重效果最为可期的脂质。

那么，如果要减肥，是否避开增肥脂质、摄取减肥脂质就可以了呢？也并非如此简单。因为若要进行健康且有效的减肥，还必须摄取对健康有益的、能减肥的脂质。

饱和脂肪酸一般被认为是无益健康的脂质。因为摄取饱和脂肪酸会增加 DL（坏胆固醇），是导致动脉硬化的危险因素。

但是，近年来所发布的荟萃分析结果显示，饱和脂肪酸的摄取量与总死亡率、心脏病死亡率、脑梗死发病率等之间没有明显的关联。相反，如果增加饱和脂肪酸的摄取量，中风的发病率或者死亡率反而会减少。

有研究表明，即便用饱和脂肪酸来替代不饱和脂肪酸，心脏病的发病率也会降低。

也就是说，饱和脂肪酸摄取过多不好，但完全不摄取也不好。摄取量的目标值是能量摄取量的 7%。

▶ 所有不饱和脂肪酸都对健康有益吗?

相对于饱和脂肪酸，不饱和脂肪酸一般被认为是有益健康的脂质。

单不饱和脂肪酸的代表是油酸。我们常常听说，富含油酸的橄榄油具有保健作用。但是根据现代科学的观点，单不饱和脂肪酸的摄取量和总死亡率、心脏病死亡率、中风死亡率之间的关联性是无法被认可的。也有人指出，与其说油本身有健康效果，还不如说与橄榄油中所含的多酚等其他成分有关。不管怎样，在某种程度上，它的健康效果还是可以期待的。

ω-6 不饱和脂肪酸的代表是亚油酸。它被用作常见的烹饪油，如大豆油和玉米油等。虽然有报告指出亚油酸可以预防心脏病，但是过量摄入亚油酸会减少好的胆固醇——高密度脂蛋白胆固醇 HDL，同时还会增加炎症反应。

摄入亚油酸后，首先会在肝脏中转换成花生四烯酸。花生四烯酸是在前列腺素等炎症反应中扮演重要角色的介质材料。因此，亚油酸的过量摄取会提高炎症反应。

与此相对，对炎症反应有抑制作用的是 ω-3 的代表 α-亚麻酸（图 4-9）。

α-亚麻酸具有抗炎作用，但由于 α-亚麻酸与亚油酸共同占有酶，所以处于"竞争关系"。也就是说，亚油酸的摄取量增多的话，α-亚麻酸的生成就会被抑制，抗炎作用变弱。因此，建议避免过量摄入亚油酸，而增加 α-亚麻酸的摄取量。

另外，摄入 α-亚麻酸后，会在体内代谢生成 EPA（二十碳五烯酸）和 DHA（二十二碳六烯酸）。EPA 和 DHA 可有效预防心脏病，对认知功能低下和痴呆症也有预防效果。

亚油酸的减肥效果也得到了人们的认可，但是从健康角度来看，还是尽量减少亚油酸的摄入为好。将富含亚油酸的大豆油和玉米油等烹调油脂替换成橄榄油可能是一种不错的选择。

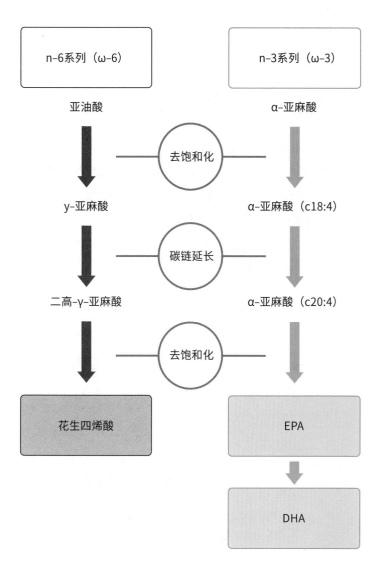

图4-9 ω-6和ω-3的作用

▶ 减肥脂质和增肥脂质都有哪些?

如果你想减肥，就不要吃含有反式脂肪酸的食物，例如，使用人造黄油和起酥油制作的超加工食品。另外，富含饱和脂肪酸的肥肉和加工肉对健康有害，是会使人发胖的脂质，应该避免食用（表4-4）。

▨ 对健康有益的减肥脂质
▨ 对健康不利、会使人发胖的增肥脂质
▨ 最好要有所控制的减肥脂质

含量占比高的食品

饱和脂肪酸		肥肉、黄油、猪油、加工肉
反式脂肪酸		快餐等超加工食品
不饱和脂肪酸	单不饱和脂肪酸	橄榄油、菜籽油（芥花油）、杏仁等坚果
	多不饱和脂肪酸 n-3系列（ω-3）	紫苏油、亚麻籽油、鱼油
	n-6系列（ω-6）	大豆油、玉米油

表4-4　减肥脂质与增肥脂质

要控制使用含有亚油酸的豆油和玉米油等油脂。作为替代，建议将橄榄油作烹调油。橄榄油含有丰富的多酚，而且耐高温，是最合适的烹调油。

另外，要多摄取对健康有益的、富含 α-亚麻酸的紫苏油和亚麻籽油。因为这些油不耐热，所以取 1 汤匙左右作调味汁，或者加在纳豆和味噌汤里来摄取会比较好。另外，为了增加 EPA 和 DHA 的摄取量，要提高吃鱼的频率，这样有助于促进减肥。

当然，因为脂质是能量密度高的营养素，无论是何种类型，过量摄入都会导致体重增加。在日本人的标准能量摄取量的 20% ～ 30%（《日本食品标准成分表 2020 年版》）的范围内，减少无益健康的增肥脂质的摄取量，增加有益健康的减肥脂质的摄取量，有助于健康有效地减肥。

4-6
蛋白质是减肥营养素

　　说到减肥，人们往往关注的是碳水化合物和脂质，但在考虑有助于提高减肥效果的饮食质量时，最重要的营养素是蛋白质。因为蛋白质只要吃下去就能"降低食欲，提高能量消耗"。

　　首先，我们考察一下仅需增加蛋白质的摄取量体重就会减少的证据。

● 高蛋白质有助于减肥初期的减重

　　华盛顿大学 2005 年发表的一项研究验证了高蛋白质在减肥 3 个月之内对体重变化的影响（图 4-10）。

　　有肥胖倾向的受试者需要连续 2 周摄入普通蛋白质食物（占总能量摄取量的 15%），能量摄取量限制在 2300kcal。然后，在接下来的 2 周，他们摄取了相同能量摄取量的高蛋白质食物（占总能量摄取量的

	蛋白质	碳水化合物	脂质
普通的蛋白质饮食	15%	50%	35%
高蛋白质饮食	30%	50%	20%

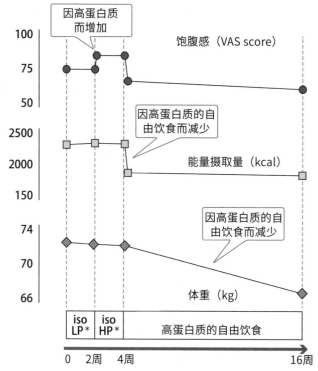

作者根据Weigle D，2005编制　　*iso LP:能量摄取量受限的普通蛋白质

*iso HP:能量摄取量受限的高蛋白质

图4-10　蛋白质对体重变化的影响效果

30%)。接下来的 8 周，在能量摄取量方面没有限制，可以自由食用高蛋白质食物。

结果显示，在能量摄取量受限的条件下（第 0 ~ 4 周），高蛋白质饮食的饱腹感更高，但体重没有变化。

另外，在自由饮食的条件下（第 5 ~ 12 周），每天的能量摄取量减少了约 400kcal，结果 3 个月后体重减少了约 5kg。

增加蛋白质摄取量会提高饱腹感，降低食欲。这样一来，能量摄取量就会减少，体重也会在短时间内减轻。

南澳大利亚大学也对高蛋白质饮食和普通蛋白质饮食进行了比较，并发表了荟萃分析报告。

荟萃分析的对象是 1063 名受试者，并对他们进行 24 项随机对照试验。能量摄取量控制在（1575±270）kcal，减肥时间平均为 12.1 周（范围：4 ~ 52 周）。蛋白质摄取量为：高蛋白质饮食组每天 1.25g/kg 体重，普通蛋白质饮食组 0.72g/kg 体重。

综合来看，高蛋白质饮食与普通蛋白质饮食相比，体重、脂肪量、甘油三酯均有所减少。此外，还可以增加去脂体重（肌肉量）和安静时的能量代谢。

也就是说，可以认为，减肥后平均 3 个月的短期内体重和脂肪量的减少，与增加蛋白质的摄取量有关。

▶ 蛋白质也有助于预防反弹

当然，蛋白质并不只是在减肥初期才有效果，在预防反弹方面也有效果。顺便说一下，减肥后出现反弹的人的比例约为 80%。

那么，我们来观察一下蛋白质和反弹的关系（图 4-11）。

哥本哈根大学就蛋白质摄取与反弹的关系进行了大规模研究。受试者来自 5 个国家，他们事先进行了 8 周的减肥，减掉了约 8% 的体重。研究验证了蛋白质摄取量对维持体重的影响。

受试者被分为 4 组，每组的蛋白质摄取量、血糖指数（GI）各不相同，测量 6 个月后的体重变化。在进食量方面没有限制。如前所述，所谓血糖指数，是指在摄取 50g 碳水化合物的情况下，对餐后血糖影响程度的指标。

4 组中，体重恢复（反弹）最多的是低蛋白质 +

高 GI 组。即便同样是高 GI 组，高蛋白质组的体重恢复较少。

体重恢复得最好的组和体重恢复得最少的高蛋白质 + 低 GI 组之间，有大约 1kg 的恢复差。

这一结果表明，高蛋白质和低 GI 的饮食对预防减肥后反弹非常有效。

但是，我们无法判断对反弹的预防效果是由蛋白质引起的还是由低 GI 引起的。

为了解决这个问题，马斯特里赫特大学进行了跟踪研究。

跟踪研究又进一步延长 6 个月，测计减肥 2 个月后体重的恢复情况。结果发现，体重恢复最少的组是高蛋白质 + 高 GI 组。另外，摄取高蛋白质的受试者比摄取低蛋白质的受试者体重的恢复大约减少了 2kg。

可以认为，在 12 个月的时间里，为了防止反弹，无论碳水化合物的 GI 高低与否，最重要的是摄取高蛋白质。

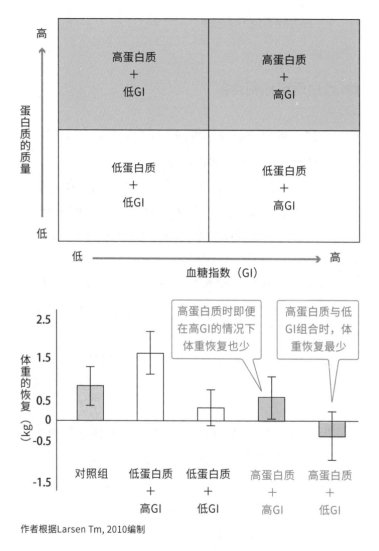

高

蛋白质的质量

低

| 高蛋白质 + 低GI | 高蛋白质 + 高GI |
| 低蛋白质 + 低GI | 低蛋白质 + 高GI |

低 ——————→ 高

血糖指数（GI）

体重的恢复（kg）

高蛋白质时即便在高GI的情况下体重恢复也少

高蛋白质与低GI组合时，体重恢复最少

对照组　低蛋白质 + 高GI　低蛋白质 + 低GI　高蛋白质 + 高GI　高蛋白质 + 低GI

图4-11　蛋白质和反弹的关系

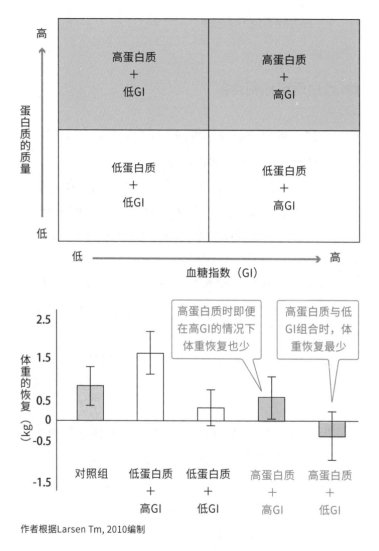169

▶ 蛋白质可抑制食欲

高蛋白质的摄取能促进减重、防止反弹的主要原因之一就是其具有抑制食欲的作用。

蛋白质的摄取会促进胰岛素的分泌。与只摄取碳水化合物相比，搭配蛋白质更能促进胰岛素的分泌，而且还能提高食欲抑制激素 CCK、GLP-1、PYY 的分泌。

剑桥大学测量了早餐摄入能量相等的高蛋白质、高碳水化合物、高脂质食物后，PYY、GLP-1 所发生的变化。

结果显示，与其他饮食相比，即便在早餐后 4h（午餐时间）高蛋白质饮食，PYY、GLP-1 浓度也很高（图 4-12）。

蛋白质进入体内之后，会在肠道分解成肽和氨基酸，这些物质会直接刺激肠内分泌细胞。这样一来，食欲抑制激素的分泌就会提高，人的食欲会减退。

另外，摄取蛋白质会减少饥饿素的分泌，饥饿素是一种促进食欲的激素。

澳大利亚科学产业研究组织报告指出，餐前摄取

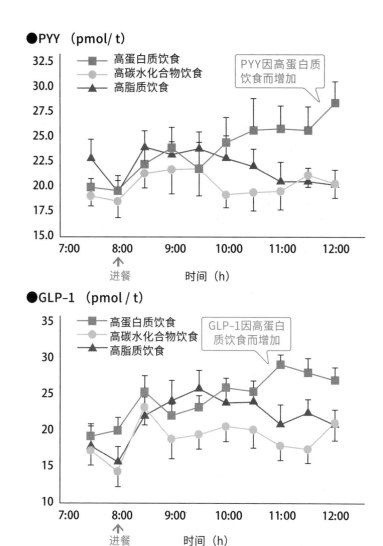

●PYY （pmol/t）

高蛋白质饮食
高碳水化合物饮食
高脂质饮食

PYY因高蛋白质
饮食而增加

进餐

时间（h）

●GLP-1 （pmol/t）

高蛋白质饮食
高碳水化合物饮食
高脂质饮食

GLP-1因高蛋白
质饮食而增加

进餐

时间（h）

作者根据van der Klaauw A, 2013编制

图4-12　PYY、GLP-1浓度变化

蛋白质，可以抑制饥饿素在餐后 3h 内的上升，从而起到抑制食欲的作用。综上所述，蛋白质的摄取，能够提高血液中的胰岛素浓度，促进食欲抑制激素 CCK、GLP-1、PYY 的分泌，抑制食欲促进激素饥饿素的分泌，因此具有激活饱腹中枢，降低食欲的效果。

另外，蛋白质还具有降低会导致肥胖的嗜好性食欲的效果。

▶ 抑制"甜食别腹"的欲望

即使肚子已经很饱了，但看到香甜的蛋糕也会产生食欲。最终声称"还有一个胃"，便大口大口地吃了起来。这就是嗜好性食欲。

嗜好性食欲，也被称为"砂糖依赖""脂质成瘾"，被视作一种成瘾症状。

因此，若要降低此种食欲，就必须控制其诱因，糖类和脂质的摄入量。

但是，近年来，有研究显示蛋白质有降低嗜好性食欲的效果。

嗜好性，与大脑中的奖励系统有很大的关系，堪萨斯大学医疗中心采用的磁共振成像(MRI)的研究显示，早餐摄取高蛋白质，会降低与奖励系统相关的脑部领域的灵敏性。

食欲是人类在进化过程中逐渐形成的。这是生存所必需的三大欲求之一。也就是说，这是一种非常强烈的欲望。在当今这个饱食的时代，由于嗜好性食欲而成瘾也是理所当然的。另外，抑制食欲会使人产生很大的压力，令人精神疲惫。

甜食别腹：甜食是装在另一个胃里的，是在日本动漫中常见的台词，简称"甜食别腹"。主要有3种情况：一是经常吃甜食，但是怎么都吃不胖；二是想吃甜食为自己找借口时；三是当进食者已经食用正餐后还想吃甜食时(表示自己或者他人还吃得下)。(译者注)

蛋白质会毫不费力地抑制人类的这种本能。它通过降低食欲来减少能量的摄取量，是防止减肥后反弹的重要营养素。

● 摄取蛋白质可大量消耗能量

人们往往认为饮食是补充能量的，但同时也在消耗能量。一天的总能量消耗量分为基础代谢量（安静时的能量消耗量）、活动时的代谢量（活动时的能量消耗量）以及饮食诱导产热三部分。

吃辛辣的东西时，身体会发热。另外，大家都有过即使吃不辣的食物也能感到身子暖和起来的经历吧。摄入食物后，体内吸收的营养物质被分解，其中的一部分会变成体热被消耗掉。因此，吃完饭后，即使安静地休息，新陈代谢量也会增加，人也会感到温暖。这种代谢的增加被称为"饮食诱导产热"。

饮食诱导产热承担着一天总能量消耗的10%，如果一天总能量消耗为2000kcal，其中200kcal是饮食诱导产热的消耗量。该消耗量相当于慢跑30h。

三大营养素中，饮食诱导产热最高的是蛋白质。

1996年，洛桑大学的调查显示，三大营养素的饮食诱导产热所消耗的能量中，脂肪为0～3%，糖类为5%～10%，而蛋白质为20%～30%。如若换算成1000kcal，脂质最多为33kcal，糖类最多为100kcal，蛋白质最多为300kcal，这是一个惊人的数值。

蛋白质是由氨基酸组成的多肽链经过盘曲折叠形

成的具有一定空间结构的物质。这种复杂的结构，使得消化和吸收所需的能量比其他营养素要多。

▶ 高蛋白质的摄取能提高饮食诱导产热

马斯特里赫特大学证明，如果摄取更多的蛋白质，一天的总热量消耗量就会增加。

该大学测计了相同能量摄取量（2125kcal/d）的高蛋白质饮食和低蛋白质饮食的每天总热量消耗量。

结果显示，高蛋白质饮食组比低蛋白质饮食组的饮食诱导产热量增加了约 85 kcal，出现负能量平衡（图4-13）。

另外，哥本哈根大学的荟萃分析结果显示，蛋白质摄取量越多，饮食诱导产热量就越高。

从这些观点来看，如果增加食物中蛋白质的摄取比例，饮食诱导产热量就会增加，从而提高一天的总热量消耗量。

研究显示，增加蛋白质摄取量可以抑制食欲、减少热量摄取量，通过提高饮食诱导产热来增加能量消耗，从而达到减轻体重的目的。

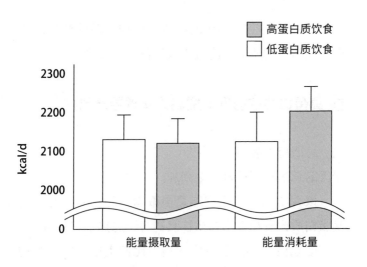

作者根据Westerterp K, 1999编制

图4-13　高蛋白质饮食与能量平衡

　　但是，如果因为增加蛋白质的摄取量而导致整个食物的能量摄取量增加，那就本末倒置了。重点是在不增加食物整体能量摄取量的基础上，增加蛋白质的摄取比例。

　　那么，我们需要摄取多少蛋白质呢？

2020 年，关于蛋白质在减肥中的有效性，哥本哈根大学汇总了 8 项随机对照试验，发表了一篇总结报告。结果如下：

每天总能量摄取量的20%～35%或每千克体重1.2～1.9g的蛋白质摄取量，能提高减肥效果，防止反弹。

但是，并非只要是富含蛋白质的食物都可以摄取。因为蛋白质与碳水化合物、脂质一样，也有减肥蛋白质和增肥蛋白质之分。

4-7
减肥蛋白质①
白肉

说到蛋白质，我们首先想到的便是"肉"，肉大致可以分为以下 3 种。

- 红肉（牛肉、猪肉、马肉、羊肉等）。
- 加工肉（香肠、火腿、培根等）。
- 白肉（鸡肉）。

如前所述，这些肉可以分为容易令人发胖的肉和不易令人发胖的肉。另外，还可以分为有益健康的肉和无益健康的肉。

当然，与减肥有关的肉是有益健康、不易令人发胖的肉。

那么，关于红肉、加工肉、白肉对减肥和健康的影响，我们来看一些最新的研究报告。

▶ 红肉、加工肉容易使人增肥

哈佛大学以 12 万美国人为对象，进行了 12 ～ 20 年的跟踪调查，形成了 3 项研究报告并进行了分析。结果表明，多吃红肉和加工肉后，体重每 4 年增加约 0.5kg。

帝国理工学院以欧洲 10 国 3 万人为对象，进行了平均 5 年的大规模跟踪调查。他们发现红肉和加工肉的摄取量与体重的增加有关，报告指出，如果每天摄取量增加 250g，5 年后体重会增加约 2kg（1.5 ～ 2.7kg）。

伊斯法罕大学以包括日本在内的亚洲研究报告为基础，进行了荟萃分析。根据以 13000 人为对象的 11 项研究报告，对摄取红肉和加工肉导致肥胖的风险进行了分析。研究发现，红肉和加工肉的摄取量增加，在提升肥胖风险的同时，还会增加 BMI 和腰围。

● 白肉不会使人发胖

那么，肉对体重有什么影响呢？

2015 年，哈佛大学利用上述大规模调查的数据，进行了更加详细的分析，并发布了研究结果（图 4-14）。

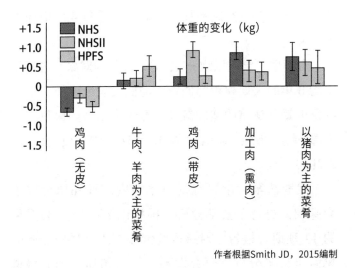

作者根据Smith JD，2015编制

图4-14　以3项研究报告为基础，
分析肉的种类所带来的体重变化（哈佛大学）

其中，令人感兴趣的是鸡肉。吃带皮的鸡肉会令体重增加，而去皮鸡肉则令体重下降。

肉的种类不同，结果会产生差异，其原因在于能量密度和饱和脂肪酸。所谓能量密度，是指食品中所含的能量除以其重量得到的值。同样重量的食物，所含能量越多，摄入的能量也就越多。

伊斯法罕大学的荟萃分析证明了这一点。

该大学以 23 项研究报告为基础，分析了能量密度与体重的关系。结果显示，摄取高能量密度的食物会令体重增加。另外，德国营养研究所对 13 份能量密度低的食物摄取与体重变化之间关系的研究报告进行了荟萃分析，明确了摄取低能量密度食物会令体重减少。

也就是说，体重会因食品所含的能量密度而发生变化。

▶ 不同类别肉的能量密度

那么，我们来看一下红肉、加工肉、白肉的各自能量密度。

在《日本食品标准成分表 2020 年版》中，收录了

		能量 (kcal)	能量密度 (kcal/100g)
▨ 高能量密度:4.0～9.0kcal/g ▧ 中能量密度:1.5～4.0kcal/g ▨ 低能量密度:0.6～1.5 kcal/g			
红肉	牛 (和牛肉)	460	4.6
	猪 (大型肉猪) 梅花肉	237	2.37
加工肉	猪 (香肠类) 维也纳香肠	319	3.19
	猪 (培根类) 肋肉培根	400	4.0
白肉	鸡 (老、整只) 胸脯肉　带皮	229	2.29
	鸡 (老、整只) 胸脯肉　去皮	113	11.3

表4-5　肉的种类、能量密度

不同种类的肉中每100g所含的能量。将它们除以100,即可计算出能量密度(kcal/g),见表4-5。

红色的牛肉、猪肉和加工肉的能量密度高,白色的鸡肉（去皮）的能量密度低。这也是红肉和加工肉容易令人发胖，白肉不易令人发胖的原因之一。

是容易令人发胖的肉还是不易令人发胖的肉，还受到脂质种类的影响。脂质也有增肥脂质和减肥脂质之分。增肥脂质含有饱和脂肪酸和反式脂肪酸，减肥脂质含有不饱和脂肪酸。

在使人发胖的脂质中，特别是饱和脂肪酸，其脂质的氧化率低，能减少能量消耗。另外，它还会通过减少饮食诱导产热量而使人容易发胖。

红肉和加工肉具有高能量密度，且含有大量饱和脂肪酸，是易使人发胖的肉，而白肉能量密度低，且几乎不含饱和脂肪酸，所以被认为是不易使人发胖的肉。

● 白肉有益健康

应该吃白肉的理由还有一个，那就是白肉有益健康。

哈佛大学的一项研究显示，定期吃红肉和加工肉会增加心脏病和中风等疾病的发病和死亡风险。报告还指出，用鸡肉等白肉来替代红肉和加工肉作为健康的蛋白质来源，可以降低这些风险。

吃红肉和加工肉，之所以会使心脏病和中风等疾病的发病风险升高，其主要原因依然还是饱和脂肪酸。

如果饱和脂肪酸的摄取量增加，LDL（低密度脂蛋白胆固醇）就会增加。LDL 轻而易举地通过血管内皮细胞后被氧化，是导致动脉硬化的主要原因。

动脉硬化会增加心脏病和脑中风等疾病的发病风险。

此外，加工的肉制品会经常使用防腐剂硝酸钠，这是导致心脏病和中风的危险因素——高血压的主要原因。与此相对，鸡肉几乎不含饱和脂肪酸，所以，如果用白肉代替红肉和加工肉，罹患心脏病和中风的风险则会降低。

而且，红肉和加工肉还会增加患糖尿病和癌症的风险。

哈佛大学的一项大规模调查显示，红肉和加工肉的摄取量增多，与不吃这些肉相比，会使罹患 2 型糖尿病的风险升高。研究表明，每天多吃一顿红肉或加工肉，患糖尿病的风险会分别增加 12% 和 32%。

杜塞尔多夫大学的荟萃分析报告也指出，增加红肉、加工肉（特别是培根）的摄取量会增加患 2 型糖尿病的风险，而并未发现白肉（鸡肉）会有提升此风险的情况。

　　关于食用红肉和加工肉对癌症的影响，哈佛大学的一项大规模调查显示，每天多吃一顿红肉和加工肉，因癌症导致死亡的风险分别增加 10% 和 16%。

　　其他研究报告也显示，红肉和加工肉的摄取会加大罹患癌症的风险。2015 年，世界卫生组织（WHO）的国际癌症研究机构（IARC）得出了"加工肉会致癌""红肉可能会致癌"的结论。与此相对，鸡肉是白色的肉，鸡肉的摄取可以降低患大肠癌和胃癌等疾病的风险。

　　综上，红肉和加工肉不仅容易使人发胖，而且是有害健康的肉，白肉不仅不易令人发胖，而且是有益健康的肉。

4-8

减肥蛋白质②
乳制品

有研究报告指出，乳制品会令人发胖。然而，亦有最新研究表明，在某种条件下，乳制品是一种能让人瘦下来的减肥食品。

▶ 与能量限制型减肥具有良好的相容性

2016 年，澳大利亚联邦科学与产业研究机构以 27 项随机对照试验为基础，发表了关于摄取乳制品对体重影响的荟萃分析。

实验对象为 1278 名（平均年龄 38 岁）肥胖者，他们虽然身体健康，但超重或肥胖，因此，正在进行能量限制减肥。乳制品摄取组每天摄取 2～4 种乳制品，例如牛奶（全脂、低脂）、奶酪和酸奶等，或者每天摄取 20～84g（平均 51g）乳蛋白质补充剂，例如乳清蛋白和干酪素等。与此相对，不摄取乳制品的一组吃相同能量摄取量的碳水化合物和明胶食品。摄取时间的中位数是 16 周。

结果表明，与不摄取乳制品的小组相比，摄取乳制品较多的一组有体重减轻、脂肪量减少、去脂量（肌肉量）有所增加的倾向。也就是说，在采用限制能量的方式进行减肥的时候，如果乳制品的摄取量增加，在体重减轻、脂肪量减少的同时，还有增加肌肉量等改善身体成分的效果。

但是，这个结果是在限制能量式减肥的条件下得出的，不限制能量的减肥，乳制品的效果如何尚不可知。因此，新加坡国立大学以 27 项随机对照试验为基础，分析了在进行和不进行能量限制减肥的情况下，对体重、脂肪量、肌肉量的影响。

结果表明，在控制能量摄入的情况下，乳制品的摄入有减轻体重、减少脂肪量、增加肌肉量的效果。与此相对，不限制能量减肥的情况下，摄取乳制品可以减少脂肪量，增加肌肉量，但是有体重增加的倾向。这就意味着，乳制品的摄入在进行能量限制减肥的情况下可以产生最大的效果。

▶ 减轻体重莫过于酸奶

乳制品有牛奶、奶酪、酸奶等各种各样的食品，根据脂质含量的多少分为全脂和低脂。食品的种类和脂质含量的不同，会给体重带来怎样的影响呢？

为了确定与体重增加相关的食品，哈佛大学以 12 万名美国人为调查对象进行了最长为期 24 年的 3 次大规模调查，并于 2011 年发表了调查结果。分析了牛奶、奶酪、酸奶等乳制品的摄取对体重的影响。结果发现，牛奶、奶酪对体重没有影响，而酸奶可以减重。而且在牛奶中，无论是全脂还是低脂都对体重没有影响。

之后，该大学在 2015 年还利用 12 万人的数据，分析了增加乳制品摄取量对体重造成的影响。

研究范围包括奶酪（全脂和低脂）、牛奶（全脂和低脂）和酸奶（加糖和原味）。结果表明，全脂奶酪会增重，全脂牛奶和低脂牛奶与体重变化无关，而低脂奶酪可以减重。原味酸奶与减重关系密切，即便是加糖酸奶也能够减轻体重（图 4-15）。

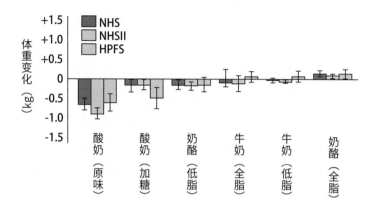

作者根据Smith JD. 2015编制

图4-15　摄取乳制品对体重的影响

● 乳制品与碳水化合物的相互关系

　　一般来说，在减肥的时候，为了控制能量的摄入，我们通常会控制碳水化合物的摄取，但是，人们认为在进行能量控制式减肥的条件下，乳制品的摄入可以降低体重。

　　为此，为了调查碳水化合物和乳制品的相互关系，哈佛大学分析了增加或减少碳水化合物摄取量对体重的影响。

关于碳水化合物的摄取量，使用的是反映血糖上升程度的实用指标——血糖负荷。

调查了增加碳水化合物摄取量（高 GL）时摄取乳制品所带来的影响，结果发现，奶酪与体重的增加有关，牛奶（全脂、低脂）对体重的变化无影响，酸奶可以减重。

另外，在减少碳水化合物摄取量（低 GL）的情况下，奶酪与体重减少有关，牛奶（全脂、低脂）与体重变化无关，而酸奶与体重减少有关。

对这个研究结果汇总后发现，对于体重的增减，奶酪与碳水化合物的摄取量会相互影响。在碳水化合物的摄取量增加时进食奶酪，体重会增加，减少碳水化合物的摄取量时进食奶酪，可能会减轻体重。

牛奶与碳水化合物的摄取量无关，与体重的增减没有关系。无论碳水化合物的摄取量如何，酸奶都有减轻体重的可能性。由此可见，在控制碳水化合物摄入的情况下，乳制品的摄入可以起到减轻体重的作用。酸奶可以说是减肥乳制品，无论碳水化合物的摄取量如何，都能有效减轻体重。

但是，问题来了。

● 为什么乳制品能提高减肥效果？

乳制品中含有被认为是会让人发胖的脂质——饱和脂肪酸。尽管如此，乳制品依然具有提高减肥效果的作用，这其中有着怎样的原理呢？解开这个谜题的关键是"食品基质"。

乳制品中不仅含有脂质，还含有蛋白质、维生素、钙、镁、磷、锌等微量营养素。近年来，营养学关注的不是单一的营养素，而是作为含有多种营养素的食品整体（基质）对体重的影响。在众多的营养素中，与减肥有很大关系的是蛋白质、钙、脂肪酸和益生菌。

有证据表明，蛋白质具有降低食欲的作用。蛋白质的摄入，可以促进血液中胰岛素和食欲抑制激素CCK、GLP-1 和 PYY 的分泌。另外，能够减少食欲促进激素——饥饿素的分泌。大脑摄食中枢的灵敏性会因此而受到抑制，人的食欲下降。

另外，摄取蛋白质可以防止因减肥而导致的肌肉量减少，通过提高饮食所带来的能量消耗（饮食诱导产热）来提高减肥的效果。

有研究报告指出，钙的摄取可以增加粪便中脂肪的排出量。

中链脂肪酸（MCT）和共轭亚油酸（CLA）等脂肪酸，能够减少体内的脂质生成、增加脂肪的氧化、调节食欲，有助于减重。

所谓的益生菌，是对人体有良好影响的微生物（有益菌），或者是含有这些微生物的发酵食品。肠道中栖息着约 1000 种肠道菌群，各种肠道细菌之间保持着平衡。如果这个平衡发生紊乱，就会引发免疫、过敏、炎症、肥胖等问题。

近年来，有报告显示，益生菌具有改善肠道细菌失衡紊乱的效果。

▶ 益生菌有助于减轻体重

2018 年，西福尔医院对摄入益生菌所引起的体重变化进行了荟萃分析。

以 957 名超重者（平均 BMI 为 $27.6 kg/m^2$）为对

象，对摄入益生菌与摄入安慰剂（不含有效成分的无效对照剂）的情况进行了比较。

结果显示，摄入益生菌的人，体重减少（$-0.60\mathrm{kg}$），BMI 减少（$-0.27\mathrm{kg/m^2}$）。

另外，南方医科大学的荟萃分析显示，益生菌还能改善血糖值，大幅改善导致肥胖的主要因素——胰岛素抵抗。

对于乳制品，不要只盯着饱和脂肪酸这一种营养素，关注食品基质才能知道具体的减肥效果。

除此之外，现在的乳制品中含有的多种营养元素，它们甚至有可能预防和改善心脏病、糖尿病等疾病。

乳制品中最值得关注的是酸奶。它是能量密度低、营养丰富的食品，最适合将其作为每天都能吃的具备一定灵活性的减肥点心。

有一项研究是将酸奶和巧克力作为下午 3 点的零食。研究表明，酸奶比巧克力更能增加饱腹感，而且饱腹感会持续到晚餐。

酸奶的摄取可以平衡肠道菌群，强化脂质结构，同时还能降低食欲，抑制其后饮食的能量摄取量。

4-9

减肥蛋白质③
乳清蛋白

现在，包括日本在内的发达国家掀起了一股"健康"热潮。除了运动之外，对营养品的需求也在上升。世界知名的市场研究机构 Markets and Markets 对蛋白质补充剂市场的预测显示，蛋白质补充剂市场将以每年 6% 的速度增长，到 2022 年将成为 6 兆日元规模的巨大市场。

在这样的背景之下，近年来，关于乳清蛋白能提高减肥效果的研究备受关注，大量研究结果被发布出来。

● 蛋白质具有抑制食欲的效果

2006 年，澳大利亚联邦科学与工业研究组织调查了食用乳清蛋白和干酪素等乳类蛋白质对食欲调节激素的影响。

研究表明，蛋白质的摄取可以抑制食欲促进激素——饥饿素的分泌，促进食欲抑制激素（CCK）的分泌。这些激素作用于大脑的下丘脑，从而起到抑制食欲的作用。

2010 年以后，不仅是乳清蛋白质，也开始对大豆蛋白对降低食欲的效果进行了验证。2014 年，德黑兰医科大学进行了一项研究，调查了乳清蛋白和大豆蛋白对长期食欲的影响。

将有肥胖倾向的受试者分为两组，一组在餐前摄入乳清蛋白，另一组摄入大豆蛋白。受试者在餐前 30min 摄入 20g 左右的蛋白质，并持续 12 周。

结果显示，乳清蛋白和大豆蛋白质均具有降低食欲的作用。特别是乳清蛋白，其减低食欲的效果比大豆蛋白更加明显。此外，摄入乳清蛋白的一组在 12 周内体重明显减轻，同时肌肉量也有所增加。

从这个结果可以看出，乳清蛋白比大豆蛋白有更好的食欲抑制效果，也可能有助于增加肌肉量。此外，关于乳清蛋白和干酪素的研究也同样显示，乳清蛋白的效果更好。

另外，巴西圣保罗联邦大学的一份报告则与关于抑制食欲的报告形成了反证。因此，在营养学的领域里，围绕着乳清蛋白对食欲的抑制效果展开了争论。

其后，在 2017 年，一份荟萃分析报告为这场争论画上了句号。

● 乳清蛋白能抑制食欲

德黑兰医科大学以摄取乳清蛋白对抑制短期和长期食欲的效果的验证报告为对象，进行了荟萃分析。并得出如下结论。

"摄取乳清蛋白可以抑制长期食欲。"

研究表明，长期（3 个月以上）摄入乳清蛋白能显著抑制食欲。顺便说一下，短期内（1 周左右）没有明显效果。

研究显示，餐前 30 ～ 45min 摄入乳清蛋白是有效的。此外，乳清蛋白的每天摄取量为 50 ～ 60g，由于年龄和体重等因素不明，所以确切的摄取量目前尚未明确。

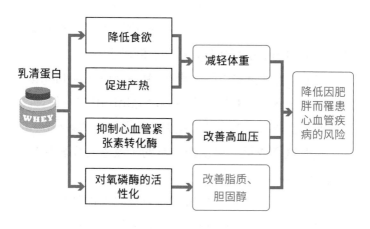

图4-16　乳清蛋白的效果

2018 年，夏威夷大学就摄取乳清蛋白对体重和心血管疾病风险因子的影响，报告了一项基于 9 项相关随机对照试验的荟萃分析。

结果表明，通过摄入乳清蛋白，可以降低体重和脂肪量。另外，还显示了对血压、葡萄糖、总胆固醇等心血管疾病风险因子的改善（图 4-16）。

摄入乳清蛋白不仅会降低食欲，还会促进产热，从而降低体重和脂肪量。另外，促使胰岛素的分泌亢进，促进血液中的糖（葡萄糖）进入肌肉等器官，降低血糖值，从而降低患糖尿病和心脏病的风险。

此外，乳清蛋白中所含的 α—乳白蛋白（a—lactalbumin）和 β—乳球蛋白（β—lactoglobulin）具有抑制与调节血压有关的血管紧张素转化酶活性的效果。

根据这个效果，可以推测有助于改善心血管疾病的风险因素——高血压。

研究还表明，提高抗氧化酶对氧磷酶的活性，有助于改善心血管疾病的风险因子——脂肪和胆固醇。

由此可见，摄入乳清蛋白不仅具有提高减肥效果的作用，还可以改善糖尿病和脂质异常，有助于降低罹患心血管疾病的风险。

若想通过摄入乳清蛋白来抑制食欲，可以在餐前 $30 \sim 45min$ 前食用。

4-10

减肥饮料①
绿茶

▶ 绿茶能减轻体重

作为减肥瘦身的饮料，绿茶是最佳饮品。

绿茶是继水之后的世界第二大饮料。在日本，50% 以上的成年人每天都在饮用绿茶。现代营养学通过荟萃分析，明确了绿茶是减肥饮料。这是 2009 年马斯特里赫特大学的研究结果。

11 份研究报告分析了饮用绿茶超过 12 周的研究结果。结果显示，在控制能量（热量）的减肥过程中，摄取绿茶与不摄取绿茶相比，绿茶能显著减轻体重。另外，绿茶的减重效果，亚洲人也比白人高，由此也反映出民族性的影响。

作为最新研究，2020 年，第四军医大学西京医院

对至今为止有关绿茶影响体重的研究报告进行了荟萃
分析。

以 16 项随机对照试验为基础，以 1090 名受试者
为对象，分析了绿茶的摄取对 BMI 的影响。结果显示，
与服用安慰剂饮料相比，饮用绿茶能降低 BMI。BMI
是根据身高和体重来计算的，所以 BMI 的减少意味着
体重的减少。

▶ 绿茶喝多少为宜？

那么，喝多少绿茶才有减轻体重的效果呢？

2020 年，济南市中医医院以迄今为止发表的 26 项
研究结果为基础，对绿茶的减重效果进行了荟萃分析。

受试者 1377 人，是亚洲、美国、欧洲各国有肥胖
倾向的人士。也包括患有高胆固醇血症、糖尿病等疾
病的患者。

绿茶的摄取时间为 2 周到 5 个月，每天摄取量为
99 ～ 2 万 mg。

分析结果显示，摄取绿茶可以降低肥胖受试者的
体重和 BMI。另外，如果绿茶的摄取时间超过 12 周，

每天摄取500mg以上，减重效果会提高，超过800mg以上时效果最佳（图4-17、图4-18）。

成功大学医学院附属医院进行的流行病学调查也得出了同样的结论。

该医院以1103人为对象，对绿茶摄取量与体重变化之间的关系进行了为期2年的跟踪调查。结果发现，日常每天平均喝434mL绿茶的受试者与不喝绿茶的受试者相比，体脂率更低。

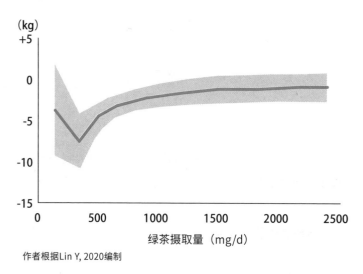

作者根据Lin Y, 2020编制

图4-17　绿茶的摄取量与减重效果

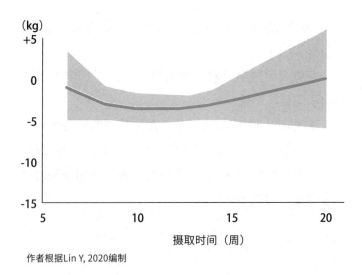

作者根据Lin Y, 2020编制

图4-18　绿茶的摄取时间与减重效果

　　若要通过绿茶达到减肥的效果，建议每天喝 500mL
以上（容量 500mL 的饮料瓶 1 瓶以上），连续喝 3 个月。

● 多酚能减轻体重

　　绿茶之所以能减轻体重，是多酚产生作用的结果。

多酚存在于几乎所有植物的体内，是植物的茎、叶、花等部分所含有的色素、苦味和涩味成分，据说自然界中有 5000 多种。绿茶中含有一种名为儿茶素的多酚，绿茶的涩味就是由儿茶素引起的。

儿茶素有 4 种，其中表没食子儿茶素（EGCG，epigalocatenacid）被认为是减重的关键。

另外，绿茶中除了儿茶素，还含有咖啡因。儿茶素和咖啡因同时摄取，会出现"发热"现象，从而增加安静时的能量消耗量。

摄入儿茶素和咖啡因后，首先去甲肾上腺素的浓度会升高。去甲肾上腺素能激活自律神经的交感神经。交感神经的活性化会提高热量的产生，从而提高脂肪的氧化和安静时能量的消耗。

另外，儿茶素的摄取对脂质代谢也会产生影响。吃肉汁丰富的肉时，作为脂质的三酸甘油酯会被小肠吸收。由于三酸甘油酯不能直接被吸收，所以要被消化酶—脂肪酶分解为脂肪酸和甘油，形成磷脂微团后才能被吸收。磷脂微团被吸收之后，重新变成三酸甘油酯，通过血管被运送到全身的脂肪细胞。

与此相对，儿茶素会妨碍被小肠吸收前的磷脂微团的形成，从而减少三酸甘油酯吸收。

▶ 儿茶素能让你健康瘦身！

近年来，作为儿茶素能减重的主要机制而引起人们关注的是"AMPK 假说"。

AMPK（AMP 活化蛋白激酶）是在细胞能量下降时，激活葡萄糖和脂肪酸的摄取和氧化的蛋白激酶。

摄取儿茶素能激活 AMPK。这样一来，肝脏内的脂肪酸合成就会减少，而肌肉内的葡萄糖的吸收会增加。另外，脂肪细胞中三酸甘油酯的吸收减少，同时，胰脏的胰岛素分泌也会降低。于是，在 AMPK 的作用下，体重得以减轻。

绿茶不仅能减肥，更重要的一点是有益健康。

绿茶所含的儿茶素具有很强的抗氧化作用，这给我们的健康带来了很多好处，比如降低罹患高血压、高胆固醇血症和中风等疾病的风险（图 4-19）。

北京大学以 14 项随机对照试验（971 名受试者）为基础，针对摄取绿茶对血压的影响进行了荟萃分析，研究报告称摄取绿茶会降低收缩压和舒张压。

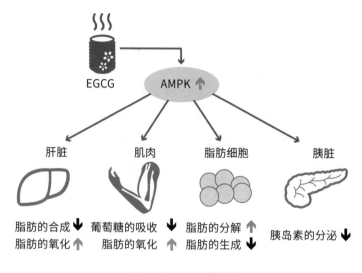

EGCG → AMPK ⬆

| 肝脏 | 肌肉 | 脂肪细胞 | 胰脏 |

脂肪的合成 ⬇　葡萄糖的吸收 ⬇　脂肪的分解 ⬆
脂肪的氧化 ⬆　脂肪的氧化 ⬆　脂肪的生成 ⬇　胰岛素的分泌 ⬇

图4-19　AMPK的作用

　　华中科技大学所进行的摄取绿茶对高胆固醇血症影响的荟萃分析中，以 31 项随机对照试验（3321 名受试者）为对象进行了分析，结果表明，绿茶的摄取会降低总胆固醇、低密度脂蛋白胆固醇（LDL）。

　　高胆固醇血症是中风的主要原因。浙江大学进行的荟萃分析表明，每天增加 1 杯绿茶的摄取量，中风的死亡风险会降低 5%。

有关绿茶健康功效的证据在日本也有显示。

在日本癌症研究中心进行的大规模调查中，以约30万人为对象进行了平均17.3年的跟踪调查，结果表明，1天的绿茶摄取量超过5杯时，与1天不足1杯的情况相比，所有疾病的死亡率都降低了。特别是心脏病和中风的死亡率大幅下降。研究还显示，适量的摄取量（1天1～4杯）可以降低女性因癌症和呼吸道疾病导致死亡的风险。

综上所述，绿茶不仅是减肥饮料，还是有益健康的饮料。

4-11
减肥饮料②
咖啡

▶ 关于咖啡对健康是否有益的争论

1991 年，世界卫生组织（WHO），将咖啡添加到"可能致癌物质名单"中，受到非常多的广泛性争议。其后，有超过 1000 项的相关研究结果被发表出来，2016 年在世界五大医学杂志之一的《柳叶刀》的肿瘤学专刊上发表了对这些研究结果的汇总验证报告。结果表明，即使喝咖啡，患乳腺癌、前列腺癌、胰腺癌等各种癌症的可能性也很低。

现在，咖啡被分列在"对人体致癌性的证据不充分清单"中。而且，2017 年连续发表了多篇论文，表明咖啡不仅不会致癌，反而可能会降低患癌症的风险。

哈佛公共卫生学院也表示，咖啡的摄取，不仅能降低癌症的风险，还能降低 2 型糖尿病、心脏病、抑郁症等的风险。目前，反而被称为有益健康的饮品。

▶ 咖啡能使腰身变得苗条

咖啡的减肥效果也一直是备受大家关注的话题。

从 2000 年以后得出的很多验证结果来看，既有认可减肥效果的报告，也有认为无效的报告。不仅如此，甚至还有报告说会增肥……因此，美国达特茅斯学院在世界上首次对 12 项研究报告进行了综合验证的荟萃分析。2019 年 6 月，通过对 BMI 和腰围变化的分析，得出了以下结论。

①咖啡摄取量越多，BMI减少的效果越明显。

②该效果在男性中得到体现，在女性中没有体现。

③咖啡的摄取量越多，腰围减少的效果越明显。

如果增加咖啡的饮用量，BMI 和腰围就会减少。也就是说，咖啡具有减肥效果是最新的科学见解。那么，为什么喝咖啡会有减肥效果呢？一提到咖啡，人们就会联想到咖啡因，但除此之外，咖啡中还含有多酚、绿原酸等 1000 多种化合物。

达特茅斯学院推测绿原酸具有减肥效果。咖啡豆中绿原酸含量为 5% ～ 10%，其含量比咖啡因（1% ～ 2%）还要高。咖啡萃取时间过长时，我们感受到的杂味就是绿原酸引起的。在使用绿原酸的动物实验中，让肥胖的白鼠摄入绿原酸后，其内脏脂肪量、脂肪组织中甘油三酯的含量都有所减少。

另外，咖啡还会使葡萄糖的吸收能力降低 80%。

咖啡有减肥效果的依据是绿原酸具有抗肥胖效果。但是，达特茅斯学院的荟萃分析认为，由于该分析主要以观察研究为基础，研究数量较少，而且研究间的数据偏差（异质性）大，所以今后有必要重新进行荟萃分析。归根结底，就目前的证据来看，还是把咖啡的摄取解释为有助于减肥比较好。

● 咖啡爱好者期待相关研究的后续报告

另外，目前尚未明确咖啡减肥的最佳摄取量。很多研究都验证了3杯的摄取量,也有最多6杯的。因此,现阶段,尽管咖啡的摄取量越多减肥效果越好,但最佳摄取量还有待今后的验证。

值得注意的是,妊娠期间要控制在2杯左右。研究表明,在妊娠期间大量饮用咖啡会导致胎儿出生时体重过低。因此,妊娠期间不要大量饮用咖啡。

有证据表明,咖啡能降低患癌症、糖尿病、心脏病和抑郁症的风险。另外,除了健康之外,还有研究认为,咖啡能提高肌肉锻炼效率。并且,最新的研究表明,喝咖啡有减肥的效果。虽然科学的见解还很少,还需要继续关注今后的验证,但对于咖啡爱好者来说,一直都有令人欣喜的报告。

4-12

若是减肥零食，
吃了也无妨

▶ 不能吃零食的说法已经过时了

作为吃不胖、还能减少饥饿感的健康零食，现在备受瞩目的是坚果。坚果是属于种子类的树的果实。坚果的代表有杏仁、腰果、核桃、开心果等。这些都是含有大量脂质的高能量食品，"吃坚果会胖"这种印象在减肥中使人们敬而远之。

但是近年来，有很多研究结果表明，吃坚果可以在不增加体重的情况下减少饥饿感，而且，最近发表了一些相关的汇总分析。

2018 年，武汉大学发表了一份关于吃坚果对体重影响的荟萃分析报告。其依据是之前发表的关于坚果和体重的 6 项观察研究（420890 名受试者）和 62 项随机对照试验（7184 名受试者）。分析结果显示，每周多吃 1 份坚果（28g），体重增加的风险减少 3%，肥胖的风险减少 5%。另外，与不吃坚果相比，吃坚果不仅体重减轻，BMI 和腰围也减少。研究表明，吃坚果不仅能降低肥胖风险，还能减少体重、BMI 和腰围。

但是，有人指出迄今为止的有关研究报告存在问题，即这些报告是将坚果作为零食来"追加"食用的调查结果和用坚果代替其他食物食用的调查结果混合在一起进行分析所得的。如果把坚果当零食吃，那么，一天的总能量摄取量会比平时增加。与此相对，如果用坚果代替其他食物，总能量摄取量就不会有太大差异。

针对这些问题，佐治亚大学针对不同条件下坚果对体重的影响进行了荟萃分析。

2020 年，该大学根据 55 项研究报告，对添加坚果和代替其他食物食用对体重的影响进行了验证。受试者不仅包括健康、体重正常的人，还包括肥胖、高胆固醇血症、代谢综合征、糖尿病、心脏病风险高的人。调查中使用的坚果包括杏仁、腰果、榛子、澳洲坚果、花生、开心果和核桃等。分析结果显示，在饮食中添加坚果的那组人的体重、BMI、腰围、体脂率均没有明显变化。

另外，将坚果作为其他食物的替代品食用的一组，虽然体重、BMI 和腰围没有变化，但体脂率有所减少。结论是，即使把坚果当零食吃，体重、BMI、腰围、体脂率也不会增加，也就是说不会增肥。另外，代替其他食物来吃的话可能会减少体脂肪。

● 吃坚果可以减少饥饿感

吃坚果不会发胖的主要原因是饥饿感减少。

2020 年，设拉子医科大学针对坚果的摄取与饥饿感、体重变化的 31 项随机对照试验结果进行了汇总分析。

受试者的体重从正常到超重（BMI 25 ～ 29kg/m²）、肥胖（BMI ≥ 30kg/m²）等。坚果的种类包括杏仁、核桃、花生、榛子等，平均每天摄取 50.9g。结果显示，吃坚果的一组与吃其他食物（谷物和水果）的一组相比，每天摄入的能量有所增加，但体重没有差异。

而且，与其他食物相比，摄入坚果后，饥饿感也会减少。根据体形进行的亚组分析还发现，与超重或肥胖的受试者相比，正常体重的受试者饥饿感减少的效果更明显。

从能量吸收和消耗的角度来看，坚果也是一种超好的减肥食品。坚果的 75% 是脂质，因此属于高能量密度（能量含量比例高）食品。尽管如此，吃了也不胖的原因在于坚果独特的结构。

理由之一是被吸收的能量少。脂质存在于脂肪细胞之中，被小肠消化后从脂肪细胞中释放出来，再被吸收。但是，坚果特有的细胞壁，会拒绝这种脂质的释放，有一部分在无法被吸收的状态下通过小肠。因此，被吸收的能量减少。

另一个原因是，吃坚果会增加能量消耗。

摄入坚果后，能增加安静时的能量消耗，增加脂肪氧化。这是因为坚果中含有大量的不饱和脂肪酸。不饱和脂肪酸比动物性食品中富含的饱和脂肪酸更能提高脂肪的氧化。

坚果中富含的膳食纤维也是减少饥饿感的主要原因。膳食纤维含量高的食物比膳食纤维含量低的食物咀嚼次数多。另外，膳食纤维被消化后会吸收水分，增加容量。膳食纤维的这种作用可以提高吃坚果后的饱腹感，同时减少饥饿感。

▶ 很多报告显示坚果能促进健康

坚果还有其他功效。

坚果不仅富含不饱和脂肪酸和膳食纤维，还富含多酚，因此有助于增进健康。有很多关于坚果与健康关系的调查研究，结果如下：

• 吃坚果与降低所有疾病或心脏病死亡率有关。

• 每天吃28g坚果，每周吃5次，可使患心脏病的风险降低13%～19%，患心肌梗死的风险降低15%～23%。

• 吃坚果可以增强胰岛素的敏感性，防止2型糖尿病的发病和恶化。

近年来，有关坚果的研究报告使人们对坚果的印象有了很大的变化。

吃坚果能减少饥饿感、抑制食欲，所以更适合减肥。

而且, 在健康方面也有很多好处, 所以一定要积极摄入。

把坚果作为零食食用时, 建议从 25 ～ 30g (150 ～ 200cal) 开始, 这对健康有益。无论如何都对能量有所介怀的人, 可以用它来代替正餐。

现代营养学的趋势是降低食欲, 而不是减少饮食。因此, 针对零食的观念, 也要从不能吃转变为吃不会增肥的健康零食。

小结
推荐的餐盘

在此将第 4 章介绍的减肥食品总结为"减肥饮食餐盘"。通过该餐盘，我们可以轻而易举地掌握最佳摄取量（图 4-20）。

▶ 减肥碳水化合物（1/4盘）

全谷类的糙米、燕麦片、全麦面包、全麦意大利面等食品是减肥碳水化合物。精制的白米、精白面包、小麦粉（面包、意大利面、拉面、乌冬面）是增肥碳水化合物。

▶ 减肥蔬菜和水果（1/2盘）

大豆等豆类，花菜和西蓝花等十字花科蔬菜，青椒，芽甘蓝和菠菜等绿叶蔬菜都是减肥蔬菜。土豆

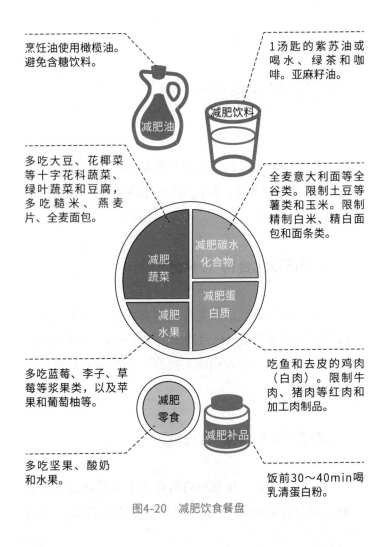

烹饪油使用橄榄油。避免含糖饮料。

1汤匙的紫苏油或喝水、绿茶和咖啡。亚麻籽油。

多吃大豆、花椰菜等十字花科蔬菜、绿叶蔬菜和豆腐，多吃糙米、燕麦片、全麦面包。

全麦意大利面等全谷类。限制土豆等薯类和玉米。限制精制白米、精白面包和面条类。

减肥油

减肥饮料

减肥蔬菜

减肥碳水化合物

减肥蛋白质

减肥水果

多吃蓝莓、李子、草莓等浆果类，以及苹果和葡萄柚等。

吃鱼和去皮的鸡肉（白肉）。限制牛肉、猪肉等红肉和加工肉制品。

减肥零食

减肥补品

多吃坚果、酸奶和水果。

饭前30~40min喝乳清蛋白粉。

图4-20 减肥饮食餐盘

（包括土豆泥）、红薯、山药、玉米都是让人发胖的蔬菜。

"最能减肥的水果"有蓝莓、李子、草莓等浆果类水果，以及苹果、葡萄柚。水果几乎都有减肥的作用，所以吃饭的时候要搭配水果。

◉ 减肥油（适量）

使用富含多酚的橄榄油作烹调油。

多吃富含 α-亚麻酸的紫苏油和亚麻籽油。可以用 1 汤匙左右作调味汁，也可以加入纳豆和味噌汤中来摄入。

◉ 减肥蛋白质（1/4盘）

多吃富含减肥脂质 EPA、DHA 和蛋白质的鱼。肉中含有丰富的蛋白质，但是牛肉、猪肉等红肉，香肠、培根等加工肉制品都是增肥肉，所以要控制摄入。尽量多吃减肥肉——去皮的鸡肉。

▶ 减肥补品

乳清蛋白粉有助于抑制食欲、减少能量的摄入。餐前 30 ～ 40min 食用。

▶ 减肥饮品

少喝含糖饮料，多喝水、咖啡和绿茶。

▶ 减肥零食（适量）

少吃点心和蛋糕等超加工食品。坚果和酸奶等食物含有丰富的蛋白质，有助于抑制食欲，最适合作零食。不含糖的干果和水果也是不错的选择，比如干李子等。

这张"减肥饮食餐盘"图是参考哈佛公共卫生学院和哈佛健康餐板制作的"健康饮食餐盘"制作而成的（图 4-21）。作为证据，健康饮食餐盘显示了减少中风、糖尿病、心脏病、癌症等发病风险的效果。而且，健康饮食餐盘的内容和减肥饮食餐盘的内容基本相同。

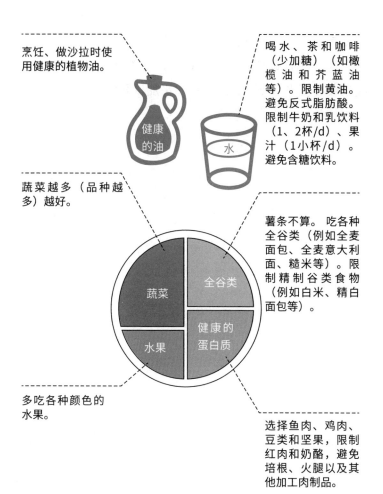

烹饪、做沙拉时使用健康的植物油。

喝水、茶和咖啡（少加糖）（如橄榄油和芥蓝油等）。限制黄油。避免反式脂肪酸。限制牛奶和乳饮料（1、2杯/d）、果汁（1小杯/d）。避免含糖饮料。

蔬菜越多（品种越多）越好。

薯条不算。吃各种全谷类（例如全麦面包、全麦意大利面、糙米等）。限制精制谷类食物（例如白米、精白面包等）。

蔬菜

全谷类

水果

健康的蛋白质

多吃各种颜色的水果。

选择鱼肉、鸡肉、豆类和坚果，限制红肉和奶酪，避免培根、火腿以及其他加工肉制品。

图4—21　健康饮食餐盘

也就是说，减肥饮食也是健康饮食。

为了健康减肥，请试着将"减肥饮食餐盘"作为盛菜或装便当（盒饭）时的指南来加以利用。

第 5 章

培养减肥习惯,健身

5-1
首先从饮食管理做起

▶ 不要一开始就逼迫自己

如果要减肥的话，应该优先进行的是饮食管理还是运动？抑或是两者必须配套进行？

减肥的效果是由能量摄取量和能量消耗量所构成的能量平衡决定的。因此，要有意识地进行减肥饮食的管理，减少能量的摄取量。除此之外，通过运动增加能量消耗，大幅度地使摄入能量与消耗能量处于负平衡的状态，减重的效果才会提高。也就是说，如果饮食管理和运动相结合，就能有效地减轻体重。

话虽如此，突然让自己的生活习惯转变成"斯巴达"模式，很可能无法坚持下去。现代营养学、运动生理学、社会心理学的观点是，在刚开始减肥的初期，提倡从饮食管理开始。

"短期减肥仅靠饮食管理就能见效"的科学依据是

JAND 行为体重管理评论小组进行的荟萃分析。以肥胖或超重的男女为对象，针对"只进行饮食管理""只进行运动""饮食管理 + 运动"的减肥效果进行了 9 项随机对照试验的分析。

针对只进行饮食管理、只进行运动、饮食管理 + 运动，分析了各个项目在短期（3 ～ 6 个月）的减重效果。饮食管理指的是控制能量摄取，运动指的是每周进行 3 ～ 5 次的中高强度散步或慢跑。结果显示，在只进行饮食管理和饮食管理 + 运动的两组中，饮食管理 + 运动的组更容易减轻体重。但是，效果并没有出现明显的差异。

另外，在只进行运动和饮食管理 + 运动的两组中，饮食管理 + 运动的组减轻体重的效果更好。因此，在短期内，仅靠饮食管理就能达到减肥的效果。另外，比起运动，饮食管理 + 运动的减肥效果更好，可以说饮食管理才是最重要的。

● 减肥过程中体重难以减轻的原因

如果从中长期的视角来考虑，情况就不一样了。

如果减肥已经超过了一定时间, 仅靠饮食管理是很难继续瘦下去的。因为减掉 1kg 体重在减肥初期和后期所需的能量是不同的 (图 5-1)。

彭宁顿生物医学研究中心的研究小组以开始减肥的受试者为对象, 测计了他们在减肥 24 周 (6 个月) 内减去 1kg 体重所需的能量消耗量。结果, 减肥第 4 周时平均能量消耗为 4858kcal, 到第 24 周时, 增加到 7000kcal。这个结果表明, 减肥时间越长, 所需的能量消耗量就越多。

在减肥的初期阶段, 只要控制饮食就能够减重。一个半月后体重减轻的速度就会逐渐放缓。半年后进入后期阶段, 就意味着继续同样的饮食管理很难瘦下去。

为什么减肥阶段不同所需要的能量消耗量也不同呢? 这是因为不同时期使体重减轻的因素不同。减肥早期阶段出现的体重下降主要是由于水分、糖原和蛋白质的减少。进入后期阶段之后, 脂肪才开始逐渐减少。

顺便说一下, 饮食管理比运动更容易令能量平衡转为负平衡。如第 3 章所述, 超加工食品是减肥的大敌。

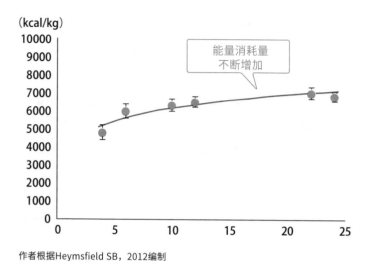

图5-1 减少1kg体重所需的能量

薯条和汉堡包是能量密度很高的食品。也就是说，只要对这些食品的摄入进行限制，体重就会趋于下降。

例如，我们将汉堡包套餐里的薯条换成沙拉。M寸薯条的能量约为450kcal。而沙拉则是50kcal。仅此就完成了约400kcal的削减。那么将400kcal折换成运动的话，需要多大的强度呢？

▶ 运动和控制饮食哪个更轻松？

人类通过呼吸将氧气吸入体内，氧气与从饮食中摄取到的糖和脂质发生反应，从而产生维持生命和运动所需的能量。

我们在运动时，呼吸之所以会变得急促，是因为体内吸收了大量氧气，产生了长期运动所需的能量。产生的能量会通过运动消耗掉，这就是"能量消耗量"。

摄入的氧气量 = 产生的能量 = 运动产生的能量消耗量

1L 氧气消耗约 5kcal 的能量。

一般情况下，20 岁年龄段的男性每分钟能摄入的氧气量约为每千克体重 50mL。体重 70kg 的男性通过慢跑等中等强度的运动，每分钟摄入的氧气为 1.75L（最大氧气摄入量的 50%）。

50mL×0.5×70kg=1750mL/min=1.75L/min

1L 氧气的能量为 5kcal，因此慢跑 1min 的能量消耗为 8.75 kcal。

1.75L×5kcal=8.75 kcal/min

由此可以推断，要消耗 400kcal 薯条的能量，慢跑大约需要进行 45min。

$$400kcal \div 8.75\ kcal/min=45.7min$$

只需用沙拉代替薯条就能减少 400kcal 的能量摄取量。如果用运动来消耗 400kcal，则需要 45min 的慢跑。哪个更轻松是一目了然的。所以饮食管理更简单高效。

▶ 人的意志力是长久坚持的源泉

在减肥过程中，重要的是将减肥进行到底的意志力。

如果在减肥初期就强行兼顾饮食管理和运动的话，就会出现减肥无法持续的问题。

意志力可以比喻成肌肉力量。在肌肉训练中使用杠铃时，会因为疲劳而逐渐举不起来。意志力也会因为压力等精神负荷而消耗掉。这也被称为"意志力的肌肉模式"。

也就是说，人的意志力是有限的。如果因为工作繁忙、人际关系纠纷而消耗了意志力，那么当薯条摆在眼前时，就不会有用沙拉来代替的意志力了。那么，将饮食管理和运动结合起来，真的会消耗意志力吗？昆士兰科技大学对饮食管理和运动对意志力的影响进行了研究。

研究报告显示，受试者在不被监控的情况下，如果同时进行饮食管理和运动，大多会选择轻松的运动方式，而不进行高水平的运动。结果，出现不能长时间持续运动的倾向。

饮食管理会使意志力减弱，而且运动也会消磨人的意志力，这些都会使人很难将减肥坚持下去。

特别是刚开始减肥的时候，因为不习惯饮食管理，会耗费很多意志力。再加上运动，就会造成更大的消耗。

如果饮食管理和运动配合进行，减肥会产生相乘效果。但切忌勉强自己。

在减肥初期是"容易瘦"的状态。饮食管理比运动更能简单地使能量平衡出现负平衡。

因此，如果以人的意志力有限为前提的话，首先要保证充足的睡眠，减少吃超加工食品的频度，利用减肥饮食进行饮食管理，在实际感受到体重减轻之后再追加运动，这是最佳减肥方式。

5-2
为什么会反弹?

● 营养学和运动科学所教授的"超正确理论"

减肥初期体重下降的原因是水分、葡萄糖、蛋白质的减少，而不是脂肪。因此，减掉 1kg 体重所消耗的能量也很少，仅通过饮食管理就能充分感受到减肥效果。那么，是不是减肥就不需要运动了？其实并非如此。对此，现代营养学和运动生理学是这样描述的。

"若要防止反弹，就要多运动。"

有研究报告显示，即使通过减肥减轻了体重，但其中约八成的人还是会出现反弹。暂时取得减肥成功之后，出现反弹，然后，再次尝试减肥，于是便陷入这种循环之中。若要摆脱这种负循环，实现长期减肥成功的方法之一就是运动。为了了解运动的有效性，我们首先必须了解反弹的原理。

▶ 脂肪减少后，身体会增加脂肪

在粮食极度匮乏的旧石器时代，脂肪是维持生存的重要能量之源。人在能吃到东西的时候一定要大吃特吃，通过积蓄脂肪来度过饥饿时期。因此，脂肪一旦减少，大脑就会感到生命的危机。然后为了恢复减少的脂肪而启动"稳态"。稳态是将生物体维持一定状态的性质，是生物体具有的重要功能。以体温为例，通常保持在 36℃左右，在运动后会上升。然后通过流汗、扩张血管等起到降低体温的作用。寒冷的时候会通过颤抖来提高体温。这样大脑和身体就具备了保持体温在一定状态的稳态。

而且，稳态还会对体重产生影响。

对于大脑和身体来说，储存一定程度的脂肪意味着处于一种稳定的状态（有利于生存的状态）。如果没有食物而导致脂肪流失，大脑和身体就会感知到不安定的状态（对生存不利的状态）。于是，稳态就会产生作用，通过增加食欲，减少能量消耗来恢复体重。

顺便说一下，即使暴食会导致脂肪增加，但大脑和身体依然会试图恢复到原来的体重。这时，稳态会

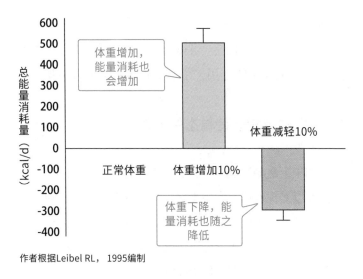

作者根据Leibel RL，1995编制

图5-2　体形维持的稳态

发挥作用，促使食欲减少，增加能量消耗。

　　洛克菲勒大学的研究表明，在实验中，如果体重比平时减少10%，总能量消耗会减少约300kcal。相反，如果体重比平时增加10%，总能量消耗将增加约500kcal（图5-2）。

　　人就是这样，体重无论增加还是减轻，稳态都在发生作用，会在体内储存一定程度的脂肪，将体形维持在一个稳定的状态。

但是，问题来了。当体重增加时，如果稳态能起到恢复原来体重的作用，那么我们为什么会发胖呢？

● 食欲的异常会使稳态失去作用

如果反复暴饮暴食，大脑的下丘脑会产生炎症，导致瘦素难以发挥作用，发生瘦素抵抗。另外，大脑奖励系统中多巴胺的受体反应变得迟钝，会导致食欲异常，从而致使试图将增加的体重降低下去的稳态就会失去作用。结果，食欲得不到抑制，造成体重持续增加。

那么，体重减轻的时候又是如何？稳态会充分发挥作用。脂肪细胞不会马上增加或减少。它们会随着长期持续减肥逐渐增减。这种长期的脂肪细胞增减所分泌的就是瘦素。减肥会使脂肪细胞逐渐缩小，瘦素的分泌量也会减少。瘦素分泌减少时，下丘脑会感觉到脂肪细胞的缩小，判断此为不利生存的状态，以提高食欲、减少安静时能源消耗量的方式，来避免脂肪减少（体重不减轻）。

此外，短期食欲促进激素饥饿素和食欲抑制激素胃肠激素也会受到稳态的影响。

体重减轻时，下丘脑会调节饥饿素和胃肠激素的分泌水平，以使体重恢复原样。通过提高饥饿素的分泌水平来促进食欲，通过抑制胃肠激素的分泌水平来降低食欲的抑制作用。这样一来，人的饥饿感就会增强，很难感受到饱腹感。

像这样，减肥使体重减轻之后，瘦素的分泌量因脂肪细胞的缩小而减少，同时，下丘脑通过对饥饿素和胃肠激素分泌水平的调节，来提高食欲，使体重恢复。

▶ 体重下降，能量消耗也会相应下降

总能量消耗量由基础代谢量（安静时的能量消耗量）、饮食诱导产热、活动时的能量消耗量 3 个要素构成。随着体重的下降，所有这些消耗都会下降（图 5-3）。

节食后，肌肉量也会随着脂肪的减少而减少。肌肉量的减少是安静时能量消耗降低的主要原因。此外，这种安静时能量消耗的降低也暗示，即使体重恢复到原来的状态，在数年内也有可能会降低。

进餐会产生饮食诱导产热，会消耗食物诱发的能量，如果因为饮食限制而导致食量减少，那么，饮食诱导产热所带来的能量消耗量也会减少。

肥胖时，进行身体活动所需的能量成本会提高，但当体重下降时，进行同样的身体活动所需的能量成本会降低。这意味着，即使在同样的日常生活中，当体重降低时，进行身体活动的能量消耗量（活动时的能量消耗量）也会降低。

像这样，体重因减肥而减轻后，下丘脑为了恢复体重，会刺激食欲调节激素，来提高食欲，增加能量摄取量。进而，生物体的稳态会产生作用，通过减少总能量消耗来恢复体重。

在反复暴食导致肥胖的状态下，试图减轻体重的稳态会发生异常。但是，一旦减肥（减轻体重），试图恢复体重的稳态就会充分发挥作用。

试图增加体重的稳态产生作用时，因为某个契机（周末的聚会、新年的庆祝等）而进食过多糖类和脂质含量高的食品之后，在此之前一直被抑制的奖励系统就会被激活。于是"想再多吃点"这种具有依赖性的嗜好性食欲就又回来了，从而加速反弹。

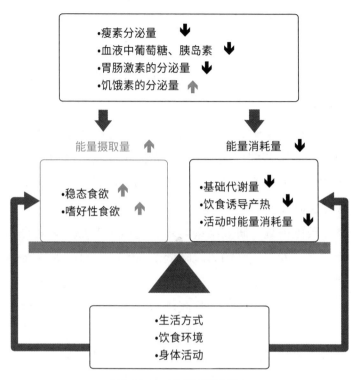

图5-3 针对体重下降的稳态

这就是目前所谓的反弹原理。

● 长期减肥成功的秘诀

那么，能否防止反弹，保持住体重呢？

布朗大学认为，长期减肥成功的秘诀在于维持减重的时间。

布朗大学研究分析了减肥后能够保持体重与出现反弹的受试者的特征。结果显示，长期减肥成功而不反弹的因素是维持减重的时间，即受试者将减重维持了多长时间。

具体来说，研究结果显示，连续 2 年维持减重的受试者，发生反弹的风险降低了 50%。另外，如果能将减重维持 5 年以上，出现反弹的风险能降低近 70%。

由此可见，如果能将减肥后的体重维持至少 2 年以上，之后发生反弹的风险就会大幅降低。而且，维持减重的时间越长，就越有可能降低反弹的风险。

尽管如此，即使维持了 5 年的体重，也有 30% 的反弹风险。这告诉我们一个残酷的事实，长期减肥是很难成功的。但即便如此，我们也必须不断地对保持体重发起挑战，以避免肥胖。

那么，如何才能在不反弹的情况下取得长期减肥的成功呢？其中一个方法就是运动。在下一节中，我们将对运动进行解说。

5-3
为什么运动能防止反弹

在减肥的后期，体重难以减轻的原因是，大脑中的下丘脑感知到脂肪减少后，为了不减少脂肪，会产生一些生理学反应。

其反应是增加食欲和减少能量消耗。

美国国立卫生研究院 NIDDK 小组的分析表明，减肥时体重每减少 1kg，食欲就会增加约 100kcal，能量消耗会减少 20 ～ 30kcal。

因此，当脂肪减少时，为了生存，我们的大脑天生就会做出增加脂肪的反应。反弹是大脑正常生理学反应的结果。

那么，我们是不是无法抗拒这种反应呢？其实不然。

突破口就是运动（训练）。

▶ 运动会降低食欲

"一运动就饿，反而吃得更多。"

提到运动，大家总会有这样的印象。但是，关于运动对食欲的影响，现代运动生理学是这样解释的。

"运动会降低食欲。"

食欲是通过食欲调节激素饥饿素和胃肠激素（PYY、GLP-1、PP）将信息传递到大脑的下丘脑来调节的（图5-4）。运动会影响这些激素的分泌。运动对食欲的影响取决于偶尔进行的短暂性运动和连续几周进行的持续性运动。

首先，我们来观察一下短暂性运动对食欲的影响。

拉夫堡大学调查了肌肉锻炼和有氧运动对食欲的影响。

BMI 平均为 $23kg/m^2$ 的普通体形受试者（平均年龄21岁）被随机分为"肌肉锻炼组""有氧运动（跑步）组"和"不进行运动组"。肌肉锻炼组进行了3组12次的全身性高强度体能训练，跑步组也进行了60min的高强度训练。

每次训练后 2h 和 5h 提供食物，测量血浆中饥饿

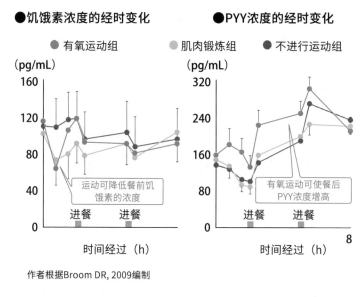

●饥饿素浓度的经时变化 ●PYY浓度的经时变化

● 有氧运动组　　● 肌肉锻炼组　　● 不进行运动组

（pg/mL）　　　　　　　　　（pg/mL）

运动可降低餐前饥
饿素的浓度

有氧运动可使餐后
PYY浓度增高

进餐　　进餐

进餐　　进餐

时间经过（h）　　　　　　　时间经过（h）

作者根据Broom DR, 2009编制

图5-4　饥饿素浓度和PYY浓度的经时变化

素和胃肠激素的浓度。

　　结果显示，肌肉锻炼和跑步都能降低饥饿素（一
种促进食欲的激素）的浓度，直至2h后的进餐之后。
研究显示，只有跑步组在进餐后，食欲抑制激素胃肠
激素的分泌会增加。也就是说，肌肉锻炼和跑步可以
抑制餐前饥饿素的分泌，减少饥饿感。另外，跑步可

以提高胃肠激素的分泌，提高餐后的饱腹感。

有研究报告显示，除了肌肉锻炼和跑步，跳绳、游泳、水中漫步也能抑制饥饿素的分泌，减少饥饿感。

格里菲斯大学对这些研究结果进行了综合分析，并发表了荟萃分析报告。

该研究以 20 项研究报告为基础，对肌肉锻炼、跑步、骑自行车、游泳等短暂性运动对食欲调节因子饥饿素和胃肠激素（PYY、GLPI—1、PP）的急性效果进行了分析。结果显示，运动对食欲有小或中等程度的影响，在抑制饥饿素分泌的同时，能够促进胃肠激素的分泌。

这些结果表明，短暂性的运动会对食欲调节激素饥饿素和胃肠激素产生影响，从而降低运动后的食欲。此外，短暂性的运动可以有效减少随后的能量摄入。

反弹的诱因是在周末或晚上的聚会上吃得太多。如果白天进行运动，可能会减少随后进餐的食欲，防止进食过量。

● 持续运动可以恢复正常的食欲节奏

不只是短暂运动，持续运动也会对食欲产生一定的影响。

在昆士兰科技大学的一项研究中，每周进行 5 次运动训练（跑步或骑自行车），每次消耗 500kcal。结果显示，餐前的饥饿感增强，餐后的饱腹感提高（图5-5）。

这一结果表明，持续运动对就餐前后的食欲这两个过程都有影响。

挪威科技大学对其中的主要原因进行了分析。

该研究以没有运动经验的肥胖受试者（平均年龄为 36.9 岁，BMI 为 $31.3kg/m^2$）为对象，在 500kcal 能量限制减肥的前提下，将受试者分为两组，一组是每周持续进行 5 次有氧运动（步行和跑步）的受试者组，另一组为不运动组。测量 1 周内食欲调节激素水平的变化。

结果发现，训练后进餐前，饥饿素浓度增加，饥饿感增强。进餐后，胃肠激素 GLP—1 的浓度上升，饱腹感增大，会持续到餐后 3h（图 5-6）。

在进行能量限制的减肥期间,进行持续运动训练,可以增加餐前饥饿素(一种食欲促进激素)的分泌,从而提高饥饿感。通过增加餐后食欲抑制激素胃肠激素的分泌,可以提高餐后的饱腹感。此外,这种持续运动对餐前餐后食欲的影响,在不受限制的自由饮食中也得到了证实。

这些结果表明,持续运动虽然能提高餐前的饥饿感,但也能充分提高餐后的饱腹感。

如果出现食欲节奏不规律的状态,吃饭后得不到充分的饱腹感,就会去吃零食来满足。坚持运动的话,饭后的饱腹感会持续下去,使食欲的节奏正常,就能够防止吃零食。

▶ 运动可以增加肌肉,抑制能量消耗的减少

体重因为减肥而得以减轻之后,即使是相同的日常生活,活动时的能量消耗量也会比肥胖时减少。

另外,限制能量的减肥不仅会减少脂肪量,肌肉量也会随之减少。

作为肌肉基础的肌肉蛋白质在 24h 内总是在不断

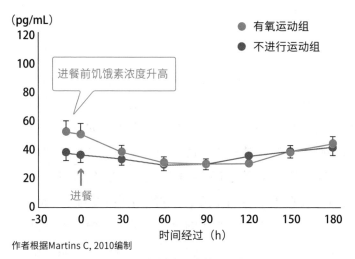

（pg/mL）

● 有氧运动组
● 不进行运动组

进餐前饥饿素浓度升高

进餐

时间经过（h）

作者根据Martins C, 2010编制

图5-5　饥饿素浓度的经时变化

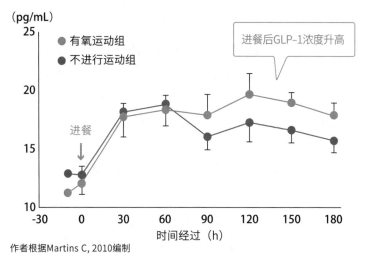

（pg/mL）

● 有氧运动组
● 不进行运动组

进餐后GLP-1浓度升高

进餐

时间经过（h）

作者根据Martins C, 2010编制

图5-6　GLP-1浓度的经时变化

进行合成和分解。只有保持合成和分解的平衡，肌肉量才能够得到维持。促进肌肉蛋白质合成的因子是IGF-1（胰岛素样生长因子-1）。IGF-1是促进身体所有细胞生长的肽类激素。适当的运动和饮食（特别是碳水化合物）会促进IGF-1的分泌，激活促进肌肉蛋白质合成的开关——mTOR，增加肌肉蛋白质的合成量。这样可以保持肌肉蛋白质的合成和分解平衡，维持肌肉量。但是，如果为了减肥而节食（特别是对碳水化合物的限制），那么，碳水化合物的摄取量会减少，从而造成IGF-1的分泌减少。IGF-1的分泌减少时，mTOR的活性就会减弱，肌肉蛋白质的合成量也会减少，肌肉是人体中最重的器官，相对于基础代谢量（安静时能量消耗）的代谢比例也会变大。因此，肌肉量减少有可能会导致安静时能量消耗的减少。

由此一来，进入减肥的后期阶段时，由于体重的减轻，活动时的能量消耗量会减少，同时由于肌肉量的减少，安静时的能量消耗量也随之减少，因而，总能量消耗量也随之下降。因此，即便通过饮食管理来努力减少能量摄取量，但由于能量消耗量也在减少，所以，仅靠饮食管理是很难瘦下来的。

于是，如果饮食管理再加上运动，活动时能量消耗量会提高，通过维持肌肉量来防止安静时能量消耗量的减少，以此来抑制总能量消耗量的下降，这样才有可能实现长期的减轻体重，防止反弹。

▶ 饮食管理+运动有助于长期减重

JAND 行为体重管理评估小组发表了关于减肥开始后一年半的长期减重效果的荟萃分析。

该分析以 9 项随机对照试验为基础，分析了"不进行饮食管理""不进行运动""饮食管理 + 运动"在长时间（18 个月）内的减重效果。在饮食管理上，限制了能量的摄取，每周运动 3 ～ 5 次，进行中等到高强度的散步和慢跑等。

结果显示，与仅饮食、仅运动的小组相比，饮食管理 + 运动组的减重效果更好。这表明，如果想长期减肥，在饮食管理的基础上加上运动是有效的。

哈佛大学历时两年半的针对长期减重效果进行的荟萃分析结果也显示，饮食管理（控制饮食）+ 运动比仅饮食管理的减重效果更好。与前面介绍的结果一样，饮食管理和运动可以带来长期减重的效果。

  如果是短期减肥，只靠饮食管理，虽然也能达到预期的效果，但若想防止反弹，获得长期效果，最好要加上运动。

5-4

运动能让凸起的
肚子瘪下去

运动不仅能抑制食欲，还能调节食欲的节奏，防止吃零食。通过运动本身所带来的能量消耗提高总能量消耗。这些效果可以帮助我们防止反弹。而且，运动减肥还有一个重要的意义。

那就是减少内脏脂肪。

▶ 肥胖分健康的肥胖和不健康的肥胖

脂肪依照堆积的部位不同，分为内脏脂肪及皮下脂肪两种（图 5-7）。一般来说，脂肪总量的 20% 是内脏脂肪，80% 是皮下脂肪。中年男性的腹部肥胖是内脏脂肪堆积型肥胖，被称为"内脏脂肪型肥胖（苹果型）"。皮下脂肪堆积在大腿和臀部的类型被称为"皮

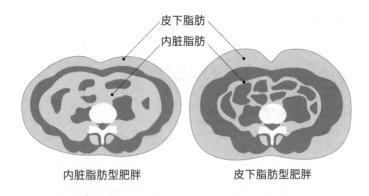

图5-7 内脏脂肪型肥胖与皮下脂肪型肥胖

下脂肪型肥胖(洋梨型)"。

　　总体来说,不利于健康的肥胖是内脏脂肪型肥胖。与生活习惯有很大关系,被认为是糖尿病、高血压、血脂异常症的危险因子。所以,大腹便便是不健康的象征。

　　为什么内脏脂肪型肥胖会增加罹患生活习惯病的风险呢?

　　其中一个原因就是脂肪肝的发病。

　　内脏脂肪有比皮下脂肪更容易分解的特点。如果出现内脏脂肪堆积的"将军肚",那么,空腹时内脏脂肪会被分解，向血液中释放更多的脂肪酸。内脏脂肪与连接小肠和肝脏的门静脉相连，被释放出来的脂肪酸通过门静脉输送到肝脏中。这样一来，脂肪就会在肝脏内堆积，导致脂肪肝。脂肪肝会引发血脂异常症，导致心绞痛和心肌梗死等心脏疾病并发症的概率很高，是生活习惯病的温床。

另一个原因是脂肪细胞因子分泌异常。

脂肪会分泌出具有各种生理机能的物质，这种物质被称作脂肪细胞因子。脂肪细胞因子对全身的能量代谢有很大影响，有研究表明，与糖尿病的病因胰岛素抵抗有关的 TNFa、抵抗素，与高血压有关的血管紧张素原，与动脉硬化有关的 PAI-1 等，主要是由内脏脂肪所分泌的。

如此一来，如果内脏脂肪堆积过多，就会提升脂肪肝的发病风险，脂肪细胞因子分泌异常也会增加糖尿病、高血压等疾病的发病风险。因此，内脏脂肪型肥胖被称为"不健康的肥胖"。

也就是说，减少内脏脂肪具有降低生活习惯病的风险的重要意义。即使通过减肥而减轻了体重，如果内脏脂肪没有充分减少，也不能说减肥真的获得了成功。

● 减少内脏脂肪才是真正的减肥

拉德堡德大学医疗中心对 117 份研究报告（4815人）进行了荟萃分析，这些研究报告验证了饮食限制和运动对体重的降低与内脏脂肪的减少所起的作用。

以 18 岁以上、BMI 25kg/m² 以上的超重或肥胖受试者为对象。运动是低强度到高强度的有氧运动，至少持续 4 周，每次 20min，每周 2 次以上。饮食控制至少 4 周，摄入平时能量摄取量的约 10%（女性 2000kcal，男性 2500kcal）。

结果显示，控制饮食比运动对减重的效果更好，而运动对减少内脏脂肪的效果更明显。

另外，在体重没有减轻的情况下，运动能减少内脏脂肪 6.1%，可见内脏脂肪的减少与运动有关，而控制饮食可减少内脏脂肪的 1.1%，没有实质性的变化。

这些结果进一步表明，通过运动或控制饮食使体重减轻 5% 时，运动减少的内脏脂肪量为 21.3%，而控制饮食减少的内脏脂肪量仅为 13.4%。

也就是说，控制饮食对减轻体重有很大帮助，运动对减少内脏脂肪有很好的效果。运动减少内脏脂肪

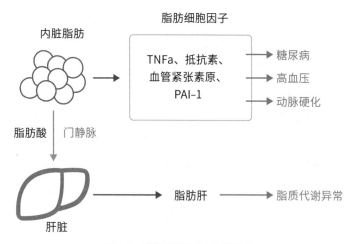

图5-8 脂肪细胞因子分泌异常

的原理，至今仍在研究中。现在得到的启发是一种叫作儿茶酚胺的激素。

高强度运动可以激活自律神经中的交感神经，促进儿茶酚胺的分泌。

儿茶酚胺通过肾上腺素能受体（adrenergic receptor），促进脂肪分解，提高能量合成。与皮下脂肪相比，这种肾上腺素能受体更多地存在于内脏脂肪中，因此可以证明运动能够很容易地减少内脏脂肪（图 5-8）。

从这些见解可以看出,要想通过减肥达到不仅减轻体重,还能切实减少内脏脂肪的目的,不能单纯一味地控制饮食,在控制饮食的基础上再加上运动会有更好的效果。这也可以说是减肥为什么应该进行运动的真正理由。

内脏脂肪被认为是生活习惯病的主要诱因,为了减少脂肪,要做到饮食控制和运动两不误。不仅仅是出于审美的目的,更重要的是要搞清楚真正的减肥成功是"瘦下来,拥有健康的身体"。

5-5
了解正确的
有氧运动方法

说到为减肥而进行的运动，那便是慢跑、骑自行车、游泳等有氧运动。下面将介绍能够最大限度减少脂肪的运动强度、运动时间和运动方式。

▶ 进化使人类能够长时间奔跑

首先，向大家提出一个问题。能跑完全程马拉松（42.195km）的动物总共有几种呢？

答案是，一种。只有人类。

人类在进化过程中，一直利用奔跑来优化身体。

数百万年前的旧石器时代是一个狩猎和采摘的时代，食物状况非常严峻。作为获得双足直立行走的代价，人失去了爆发力，与其他食肉动物相比，力量弱，指甲和獠牙等也不发达。因此，人们开始使用某种战略。

这就是"捉迷藏战略"。这是一种花很长时间慢慢地追逐猎物，在猎物筋疲力尽时再将其收服的战略。人类以外的哺乳动物白肌多，富有瞬间爆发力。另外，由于出汗功能差，体内容易积热，如果不好好休息，就无法进行长距离奔跑。

另外，人拥有长腿、长跟腱、臀大肌和排汗功能。

这是为了长跑而优化的最佳身体构造。而且，长时间跑步的能量来源就是体脂肪。

所谓的运动，是肌肉运动（收缩）的行为。通过将一种名为三磷酸腺苷（ATP：adenosine triphosphate）分解为二磷酸腺苷（ADP：adenosine diphosphate）的方式来补充能量。

虽然肌肉组织中也储存有 ATP，但容量很小，在运动开始的几秒内就会耗尽。因此，需要通过其他方式来弥补 ATP。首先，肌肉的能量代谢结构大致分为 3 种机制（图 5-9）。

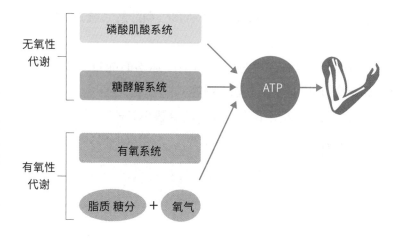

图5-9　肌肉能量代谢的3种机制

- 无氧性代谢的"磷酸肌酸系统""糖酵解系统"。
- 有氧性代谢的"有氧系统"。

这些结构是根据运动的强度和时间来区分的。

磷酸肌酸和糖酵解属于无氧性代谢，一般在运动开始后的几秒或几分钟的高强度运动中使用。主要是利用储存在肌肉内的ATP（磷酸肌酸系统），或利用储存在肌肉内的糖原重新合成 ATP（糖酵解系统）（图 5-10）。

这是一种适合短时间内高强度运动的能量代谢，如深蹲、仰卧推举、100m 跑等。

有氧性代谢用于数十分钟甚至数小时的长时间运动（如慢跑、游泳、骑自行车等）。利用吸收到体内的

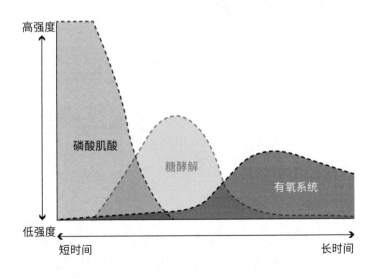

图5-10　不同运动强度和时间的肌肉能量代谢

氧气，使脂质和糖类氧化而生成 ATP。

从这种的能量代谢结构来看，有氧性代谢是更适合长距离跑步的能量代谢，这种结构给人类带来了好处。因为人体内脂肪比其他动物多，所以更擅长通过脂肪氧化来生成 ATP。

旧石器时代的捉迷藏战略，使身体进化成能适应长距离奔跑的身体组成，对于作为能量来源的体脂肪比其他动物更多的人类来说是最合适的战略。

但是在现代，已经不需要追逐猎物了。有氧运动的目的不再是狩猎，而是减肥。现代运动生理学逐渐阐明了减脂效果最佳的有氧运动的方法。

首先，我们来观察一下减脂肪效果最佳的运动强度。

▶ 有氧运动的最佳运动强度

慢跑和骑自行车并不是越到极限越能分解脂肪。有氧运动的能量来源主要是脂质和糖类，但其比例因运动强度而异。

根据马斯特里赫特大学的研究，运动中还能聊天

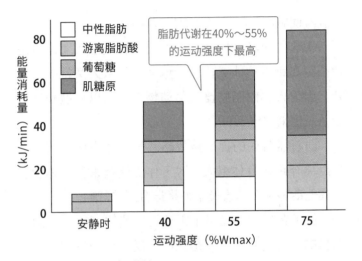

作者根据van Loon LJ, 2001编制

图5-11 运动强度与能量消耗

的程度是比较合适的运动强度。

在研究中，研究人员让受试者骑自行车3min，并逐渐增加运动强度（安静时→40%→55%→75%），然后测量肌肉中的糖原、血液中的葡萄糖、血液中的脂肪酸和中性脂肪（三酸甘油酯等）的氧化程度（图5-11）。

结果显示，在血液中参与脂肪氧化的脂肪酸和中性脂肪的利用率，在运动强度的 40% ～ 55% 时最高，在运动强度 75% 时减少。这相当于中等强度的运动，也就是前面所说的"运动中还能聊天的程度"。

一般认为，中等强度的运动是可在预测最高心率的 55% ～ 75% 时进行的运动强度。预测最高心率可以用"208 － (0.55 ～ 0.75) × 年龄"这一公式来计算。

比如 40 岁，以 60% 的中等强度进行有氧运动时，预测最高心率是 184 次（208 － 0.6×40）。中等强度运动的标准心率是每分钟 110 次（184×0.6）。

那么，接下来，让我们来观察一下减脂效果最佳的运动时间。

● 减脂效果最佳的有氧运动的运动时间

中等强度的有氧运动要进行多长时间才能减少脂肪呢？针对这个问题，现代运动生理学的回答是"坚持 30min 以上"。

在中等强度、短时间的情况下，作为能量来源的糖类比脂质更占优势。如果进行 30min 以上，情况就会发生逆转，这次是脂质占优势（图 5-12）。

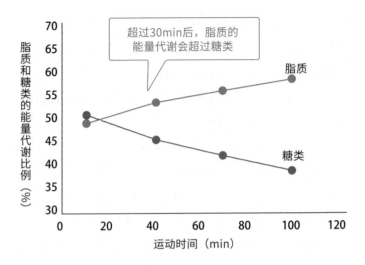

作者根据Powers SK，2014编制

图5-12　运动时间与脂质、糖类的能量代谢

　　此外，得克萨斯大学对 4h 运动时间内的脂肪分解速率进行调查的研究结果表明，脂肪的分解速率在开始运动 30min 之前会急速提高，之后也会随着运动时间的增加而得到促进（图 5-13）。

　　主要原因是肾上腺素的分泌量增加。随着运动时

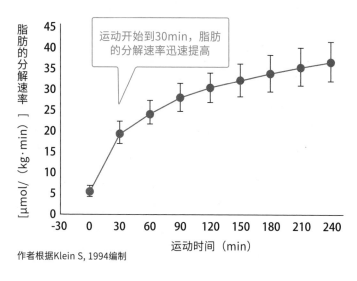

脂肪的分解速率 [μmol/（kg·min）]

运动开始到30min，脂肪的分解速率迅速提高

运动时间（min）

作者根据Klein S, 1994编制

图5-13　运动时间与脂肪分解速率

间的增长，肾上腺素的分泌增加，脂肪酶被激活，使脂肪酸从脂肪（三酸甘油酯）释放到血液中，被作为能量源消耗掉。

基于这些观点，为了通过有氧运动来有效地分解脂肪，才推荐运动时间在30min以上。

▶ 最适合的有氧运动是慢跑还是骑自行车?

在中等运动强度下进行 30min 以上的有氧运动时, 慢跑和骑自行车哪个更能分解脂肪呢?

最早验证这个问题的是伯明翰大学。

他们以有骑自行车经验的人为对象, 进行运动强度逐渐提高的运动测试。运动项目是骑自行车和慢跑, 测量运动时脂肪的分解速率。其结果显示, 无论运动强度如何, 慢跑的脂肪分解速率都更高。

另外, 这项研究只是以有骑自行车经验的人为对象。因此, 有人指出, 研究结果可能会受到运动经验差异的影响。

因此, 卡普顿大学以同时有骑自行车和慢跑经验的受试者为对象进行了调查。同样是研究脂肪的分解速率。

结果显示, 在运动强度的 60% 即中等强度的情况下, 慢跑的脂肪分解速率更高 (图 5-14)。

为什么慢跑比快跑更容易分解脂肪? 原因有两个。

第一, 慢跑是全身性的运动, 而骑自行车是局部性的运动。

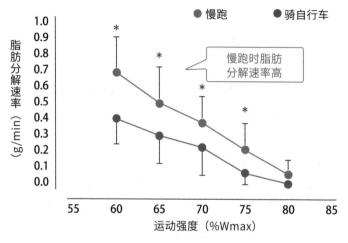

作者根据Capostagno B，2010编制

图5-14　慢跑、骑自行车时脂肪的分解速率

　　因为骑自行车主要是用腿的运动方式，所以相对来说，施加在腿上的运动强度要比慢跑高。随着运动强度增加，能量来源是由糖类而不再是脂质提供的。也就是说，脂肪的分解减少。

　　第二，运用的肌纤维类型不同。

　　慢跑时主要是Ⅰ型肌纤维"慢肌"收缩，而在骑自行车时，主要是Ⅱ型肌纤维"速肌"收缩。Ⅱ型肌纤维的能量代谢结构以糖酵解系统为主。因此，脂肪的分解速率会降低。

由于这些机制的差异，人们认为减脂效果更佳的有氧运动是慢跑。

在旧石器时代的狩猎活动中，采用了长时间追逐猎物，使对方疲惫之后再收服的"捉迷藏战略"。为了让猎物疲劳，必须长时间缓慢地奔跑。并且，现代运动生理学表明，有效减少脂肪的有氧运动的方法论也是"长时间（30min 以上）、慢慢地（中等强度的运动）跑（慢跑强于骑自行车）"，这是与"捉迷藏战略"相同的运动方式。

5-6
减肥成功的关键
在于肌肉

通过减肥使脂肪减少之后，大脑的下丘脑会感到生命受到了威胁，为了找回减少的脂肪而提高食欲。这是反弹的主要原因，但近年来，我们又发现了另一个导致反弹的因素，那就是肌肉。减肥后，减少的不仅仅是脂肪，肌肉也在同时减少。这表明肌肉量的减少可能会引起反弹。

▶ 有关肌肉量和反弹之间关系的研究

1944 年明尼苏达饥饿试验（Minnesota Starvation Experiment）对减肥的科学见地产生了巨大影响，1950 年出版发行的《人类饥饿的生物学》，对相关实验结果进行了总结。

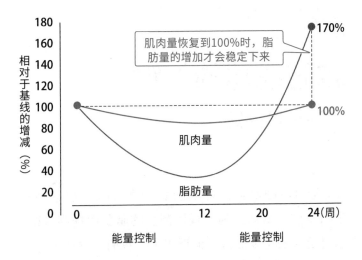

作者根据Dullo AG，1997编制

图5-15　肌肉量与脂肪量的关系

　　该研究让受试者在 24 周内摄取半饥饿状态（约为正常能量摄取量的 40%）的食物，以验证其对体重和身体成分（脂肪量和肌肉量）的影响（图 5-15）。

　　结果，受试者的脂肪含量比减肥前减少了约 70%。去脂量（肌肉量）减少了 18% ~ 20%。能量摄取量的减少会导致脂肪量和肌肉量的减少。

其后，日内瓦大学对明尼苏达饥饿试验的数据进行了详细的再分析。

分析了脂肪量和肌肉量对实验后体重恢复（反弹）的影响。

对进行了 24 周能量摄入控制的受试者，在之后的 12 周里逐渐增加能量摄取量。于是，虽然脂肪量增加到 25% 左右，但肌肉量只增加了 12% ～ 15%。再过 8 周，让他们自由进食，脂肪量比实验前增加了 170%，出现了反弹。但是，在达到 170% 的大关之后，脂肪量的反弹稳定下来了。此时，肌肉量与恢复到 100%（与实验前相同的肌肉量）的时间正好重合。

于是，有人提出了一个假设："在恢复因减肥而失去的肌肉量之前，或许身体在一直储存脂肪"。

反弹的原因不仅仅是脂肪量的减少。人们推测，肌肉量的减少也会对反弹有所影响。进入 2000 年后，人们开始积极地开展有关肌肉量和能量摄取量的观察研究。

◉ 科学证明肌肉量减少是反弹的主要原因

2012 年，利兹大学召集了肌肉量不同的受试者，对他们每天饮食的能量摄入量、食物粒度等进行了为期 12 周的调查。结果表明，肌肉量少的受试者，一天的能量消耗量会增加的同时，所选择的食物粒度也变大。

2016 年，谢菲尔德哈勒姆大学对受试者进行了为期 2 周的饮食调查，测量其每天的能量摄取量、肌肉量和静息代谢率（RMR：resting metabolic rate）。结果显示，肌肉量和静息代谢率是影响每日能量摄入的重要因素。

这些观察研究表明，肌肉量可能是一天能量摄取量增高的主要原因。

那么，在通过实验性的减肥将肌肉量减少的情况下，是否会影响体重的恢复（反弹）？针对这个问题，马斯特里赫特大学于 2016 年进行了随机对照试验。

57 名受试者被随机分为两组，一组是 12 周只吃低热量食物（LCD:1250kcal/d），另一组是 5 周吃超低热量食物（VLCD:500kcal/d）。两组在控制饮食后，进行 4 周的体重稳定期和 9 个月的随访，并测量体重和身体成分。

结果显示，饮食控制使两组的体重都有所减轻，

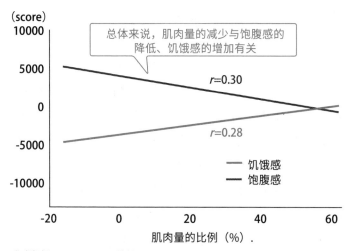

（score）

总体来说，肌肉量的减少与饱腹感的降低、饥饿感的增加有关

$r=0.30$

$r=0.28$

饥饿感
饱腹感

肌肉量的比例（%）.

作者根据Turicchi J, 2020编制

图5-16　全体受试者的肌肉量的比例与食欲的关系

随访后的体重恢复也不存在明显差异。

相比之下，VLCD组肌肉量的减少比例大于LCD组，这与随访期间体重的恢复有关。

这一结果表明，能量控制的量越多，肌肉量减少得越多，同时肌肉量的减少也影响了之后的体重恢复（图 5-16）。

◉ 男性减肥对肌肉量的影响更大

2020 年，利兹大学进行了随机对照试验。

209 名受试者（18 ～ 65 岁）经过 8 周的低热量饮食后，体重减轻了 8% 以上，测量了试验期间内的脂肪量和肌肉量。然后让他们自由进食，用 2 周时间调查他们的体重变化和食欲变化。

结果显示，经过 8 周的低热量饮食，所有受试者的体重平均减少了 11.2kg，肌肉量减少了 30.4%。特别是男性，在多数情况下比女性体重减轻得更多，肌肉量减少的比例也更大（图 5-17）。

在 2 周的随访跟踪期内，所有受试者的体重平均恢复了 1.57kg，男性比女性恢复得更多（男性 2.49kg，女性 0.77kg）。并且，肌肉量的减少比例与全体受试者的体重恢复呈现出正相关的倾向，尤其是男性，这种关系更为密切。

另外，肌肉量的减少比例与饥饿感的增加、饱腹感的降低有关，特别是男性，饥饿感的增加与进食欲望的增加、饱腹感的降低有很强的关联。

为什么男性比女性更容易受到肌肉量的影响？利

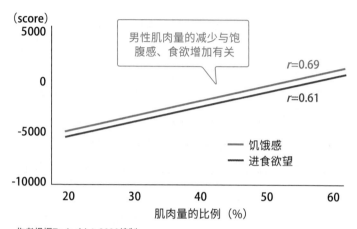

作者根据Turicchi J, 2020编制

图5-17　男性肌肉量的比例与食欲的关系

兹大学认为："这是因为男性的基础肌肉量更多。"

肌肉量多的男性，由于饮食控制导致肌肉量减少的比例高于女性，因此对食欲增大和体重增加的影响更大。

而且，对上述结果的系统评价和荟萃分析结果也表明，减肥后的体重恢复与脂肪量的减少以及肌肉量的减少相辅相成。

这些结果表明，减肥所导致的肌肉量减少，在减少脂肪量的同时，会通过提高减肥后的食欲，来增加能量摄取量，导致反弹。

那么，为什么肌肉量减少会提升食欲、增加能量摄取量？这其中的原理尚不明了。目前推测，是稳态在产生作用，它试图恢复减肥初期失去的蛋白质。这被称作"蛋白质状态"，与发育期儿童为了补充蛋白质而增加其食欲的机制类似。

这些见解意味着，为了防止减肥后反弹，避免肌肉量的流失是很重要的。也就是说，防止肌肉量减少是减肥成功的关键。

为此应该做的运动就是肌肉锻炼。

5-7
防止反弹的肌肉
锻炼方法

引起反弹的一个主要原因是饮食控制导致的肌肉量减少。能够提高减肥效果、防止反弹的运动是肌肉锻炼。

在此，介绍正确的肌肉锻炼方法及适当的蛋白质摄取方法。

▶ 肌肉锻炼+有氧运动=防止反弹

减肥过程中的运动目的大致有两个。

- 减轻体重。
- 防止反弹。

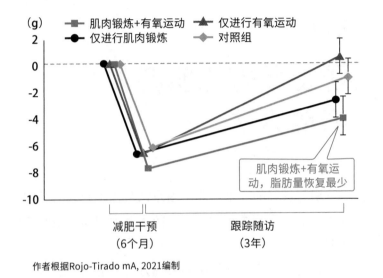

图5-18　脂肪量的变化

社会普遍认为有氧运动有助于减肥。那么，有氧运动和肌肉锻炼哪个更有效果呢？

2021 年，马德里理工大学对这个疑问进行了验证。

在减肥 6 个月之后，继续进行饮食管理和运动，并连续 3 年跟踪调查体重的变化（反弹程度）（图5-18）。受试者分为"仅进行有氧运动""仅进行肌肉

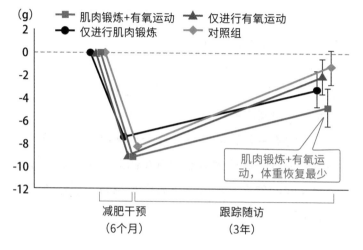

(g)

■ 肌肉锻炼+有氧运动　▲ 仅进行有氧运动
● 仅进行肌肉锻炼　◆ 对照组

肌肉锻炼+有氧运动，体重恢复最少

减肥干预
（6个月）

跟踪随访
（3年）

作者根据Rojo-Tirado mA, 2021编制

图5-19　体重的变化

锻炼""肌肉锻炼 + 有氧运动"3 组和对照组（控制组）
（图 5-19）。

结果，体重、脂肪量均恢复较少的是肌肉锻炼 +
有氧运动组。

其次是仅进行有氧运动组，最后是仅进行肌肉锻
炼组。

同年，都柏林大学进行了关于肌肉锻炼＋有氧运动的减肥效果的荟萃分析。

结果表明，"肌肉锻炼＋有氧运动"比"仅进行有氧运动"和"仅进行肌肉锻炼"更有助于减轻体重，而且还能提高心肺功能。

慢跑等有氧运动并不能充分增加肌肉量。通过附加肌肉锻炼来恢复因减肥而减少的肌肉量，能够提高防止反弹的效果。那么，让我们来观察一下有效的肌肉锻炼方法。

▶ 肌肉肥大由锻炼的总负荷量决定

通过肌肉锻炼使肌肉量增加的现象被称为"肌肉肥大"。

一直以来，为增加肌肉而进行高强度锻炼被视作是一种常识。但是，随着测量肌肉来源——肌肉蛋白质合成率的新检测方法的确立，在方法论方面出现了范式转换。

肌肉肥大不是由强度，而是由总负荷量决定的。

也就是说，未必要进行高强度训练。

总负荷量是指锻炼的强度、次数和组数的乘积。计算公式如下：

总负荷量=强度×次数×组数

也就是说，即使是低强度，也可以通过增加次数和组数的方式，做到与高强度锻炼相同，最终能够获得同样的肌肉肥大效果。这是颠覆"肌肉锻炼 = 相当辛苦"这一消极印象的划时代的事实。对于平时不习惯锻炼肌肉或觉得自己做不到的人来说，不啻是一个好消息。

那么，出于减肥目的的肌肉锻炼，是否可以进行低强度的实践？这是颇令人在意的一点。

▶ 建议进行低强度肌肉锻炼

在减肥过程中，进行肌肉锻炼的目的是获得肌肉肥大的效果和减少脂肪。但是，一听到肌肉锻炼，人们就会联想到使用重量杠铃的高强度锻炼。前面也说过，高强度锻炼是无氧性代谢，不能有效减少脂肪。

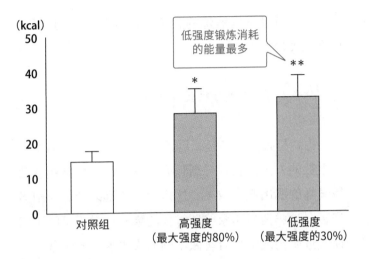

作者根据Brunelli DT，2019编制

图5-20 肌肉锻炼的能量消耗量

也就是说，肌肉锻炼也可以通过低强度锻炼（有氧性代谢）的方式来减少脂肪。2019 年坎皮纳斯州立大学进行的研究也得出了同样的结论。对受试者分别进行最大肌肉力量 80%（高强度）的锻炼和 30%（低强度）的锻炼，结果，低强度消耗的能量更多（图5-20）。

▶ 要进行多关节锻炼，而不是单关节锻炼

若要防止反弹，需将肌肉锻炼和有氧运动结合起来进行。

话虽如此，但是在忙碌的每一天中抽出足够的时间进行锻炼恐怕是很困难的。如果可以的话，最好选择时间短、效果高的肌肉锻炼项目。

肌肉锻炼的项目要根据目的（增强肌肉力量、肌肉肥大、效果）而有所不同。可以参考下面介绍的研究结果，选择通过减肥的方式来增加全身肌肉量的项目。肌肉锻炼的方法大致分为两种。

• 单关节锻炼（臂屈伸等运用一个关节进行的锻炼）。

• 多关节锻炼（深蹲、平板卧推等运用多个关节进行的锻炼）。

若想在短时间内增加全身肌肉量，单关节锻炼和多关节锻炼哪个更有效？帕多瓦大学对这个问题进行了验证。

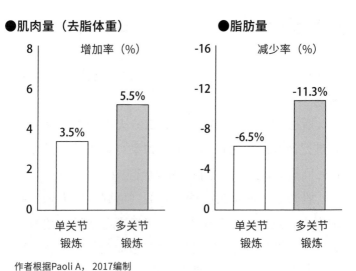

作者根据Paoli A，2017编制

图5-21　肌肉量和脂肪量

　　在将单关节锻炼和多关节锻炼的总负荷量控制在相等的情况下，验证了两种锻炼对脂肪、肌肉和最大摄氧量所产生的效果（图 5-21、图 5-22）。

　　将受试者分为两组，每周 3 次，进行为期 8 周的脂肪量测量。多关节锻炼是 6 ～ 8RM。RM 是指最大重复次数的强度。6 ～ 8RM 的强度为最大重复次数 6 ～ 8 次。

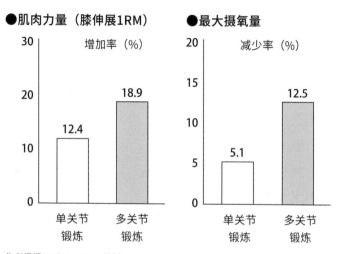

作者根据Paoli A，2017编制

图5-22　肌肉力量和最大摄氧量

单关节锻炼是12～18RM，彼此的总负荷量相等。锻炼前后测量了肌肉力量（深蹲、平板卧推、膝伸展1RM）、脂肪量、肌肉量（去脂体重）、最大摄氧量。

锻炼后，两组的肌肉量、肌肉力量和最大摄氧量都有所增加，而脂肪量则有所减少。

另外，在肌肉量增加和脂肪量减少的效果上，两组之间没有差异。然而，多关节锻炼可以显著提高肌肉力量和最大摄氧量。

这些结果表明，多关节锻炼不仅可以达到与单关节锻炼相同的肌肉肥大效果，还能显著提高肌肉力量和最大摄氧量。

多关节锻炼能增加 12.5% 的最大摄氧量，这与常规有氧运动所取得的效果相当，甚至更好，并且有助于减少脂肪量。

为减肥和防止反弹而进行肌肉锻炼时，推荐多关节锻炼。

要尽量做深蹲和平板卧推等低强度、高次数的肌肉锻炼。如果有时间，再附加单关节锻炼对肌肉肥大会很有效果。

◉ 肌肉锻炼和蛋白质的摄取要搭配进行！

若要通过肌肉锻炼来增强肌肉肥大的效果，蛋白质的摄入是必不可少的。这是因为，仅进行肌肉锻炼是不会实现肌肉肥大的。

肌肉肥大是在肌肉蛋白质的合成量超过分解量时

产生的。肌肉锻炼能够提高肌肉蛋白质的合成敏感性，但不会增加合成量。对于肌肉锻炼来说，在肌肉蛋白质的合成敏感性提高时，同时摄取蛋白质能使合成量增大，从而实现肌肉肥大。

那么，如何摄取蛋白质才能最大限度地提高肌肉肥大的效果呢？重要的是蛋白质的质量、摄取量和摄取模式。所谓高品质的蛋白质，指的是充分含有9种必需氨基酸的蛋白质。食品中，肉类（牛肉、猪肉、鸡肉）、乳制品、乳清蛋白、豆类富含9种必需氨基酸。但是，牛肉、猪肉等所谓的红肉是增肥肉，所以要避免食用。如果摄入肉类，要选择不易发胖的肉——无皮鸡肉。另外，还推荐摄取乳清蛋白，因为乳清蛋白具有减少食欲的效果。

1天的蛋白质的摄取量为每千克体重 1.62g，被认为是对肌肉肥大最有效的摄取量。如第 4 章介绍的，减肥过程中，蛋白质的推荐摄入量为 1.2 ~ 1.9g。若是为了维持肌肉量，蛋白质的摄入量则是 1.3g 以上。若进行肌肉锻炼，则可以稍微多一点，以 1.62g 为标准。

需要注意的是，只有在进行肌肉锻炼后的 24h 以内，肌肉蛋白质合成的敏感性才会提高。换句话说，

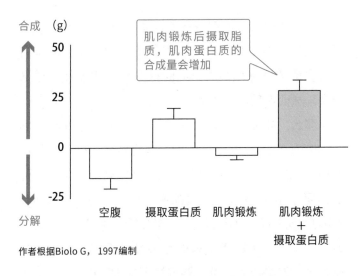

图5-23 肌肉蛋白质的合成量与分解量

在肌肉锻炼后的 24h 之内摄取蛋白质，可以使肌肉蛋白质的合成量最大化（图 5-23）。

另一个重点是摄取模式。

如果是 70kg 的男性，肌肉锻炼后，蛋白质的建议摄取量是 113g（70×1.62g）。如果傍晚进行了肌肉锻炼，就需要进行膳食设计，做到饮食平衡，使当天的晚餐、睡前、第二天的早餐和午餐都能达到规定摄取量。例如，以下菜单。

- 晚餐40g。
- 睡前20g。
- 早餐30g。
- 午餐30g。

顺便说一下，在蛋白质的摄取方面，乳清蛋白是非常重要的。饭前30min摄入，不仅能补充蛋白质，还能起到降低食欲的效果。

▶ 乳清蛋白的效果

普渡大学发布的系统评价报告显示，如果乳清蛋白的摄入不是在餐间，而是与饮食同时进行，不仅具有同样的肌肉肥大的效果，还能大量减少脂肪（图5-24）。

在餐前通过乳清蛋白的摄入来抑制食欲，在具有肌肉肥大的效果的同时，还有可能减少脂肪含量。

为减肥而进行的肌肉锻炼，如果与有氧运动配套进行，能提高防止反弹的效果。但是，现实往往因为

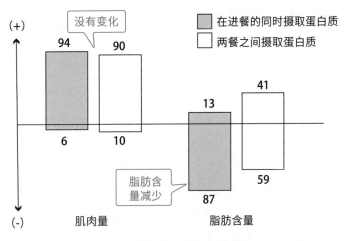

作者根据Hidson JL, 2018编制

图5-24　乳清蛋白的摄取时机与脂肪量的变化

繁忙而抽不出那么多的锻炼时间。在这种情况下，可以以深蹲、平板卧推等多关节锻炼为主，通过低强度来增加总负荷量。另外，在肌肉锻炼后的 24h 内摄入足够的蛋白质，有助于肌肉肥大。

5-8

揭穿局部减肥的谎言

▶ 即使锻炼腹肌也不会瘦肚子

书店里琳琅满目的减肥书籍或减肥题材的网络视频，大多是诸如："仰卧起坐，瘦腰围！""锻炼腿部肌肉，瘦小腿！"等，宣称所谓可以"局部减肥"的方法。遗憾的是，现代运动医学却敲响了警钟："即使对想瘦的部位进行肌肉锻炼，该部位也瘦不下去。"

通过局部锻炼，会减少特定部位的脂肪含量的理论被称为"局部减脂"（Spot reduction），在 1960—1970 年受到了人们广泛的关注。

但是，自 1980 年以来，在磁共振成像（MRI）被应用于测定脂肪含量之后，之前的传统常识发生了变化。

在 2000 年以后，有报告提出了腹部、手臂、腿部等局部肌肉锻炼，无法实现局部变瘦的科学根据。

1983 年，运动科学家卡契（Katch）等人将受试者分为"腹肌锻炼组"和"对照组"，对腹肌锻炼组进行了 27 天的锻炼。

第一次锻炼是 7 次 10 组的仰卧起坐。逐渐增加次数和组数，持续两天。此外，对两组在锻炼前后进行体重、腰围测量和脂肪活检。

结果显示，锻炼后两组之间的体重和腰围没有差异，脂肪细胞也没有显著减少。这表明，腹肌锻炼并不会减少腹部脂肪。

我们盲目相信的所谓"局部减肥"的说法，大约在 40 年前的研究报告中就已经被否定了。

2011 年南伊利诺伊大学爱德华兹维尔分校发布的研究结果也支持了卡契等人的研究报告。

将男女受试者（18 ～ 40 岁）分为"腹肌锻炼组"和"对照组"进行研究。腹肌锻炼组进行 7 种腹肌锻炼，每种两组，每组 10 次，共 6 周。另外，两组都摄入了能量摄取量相同的食物。然后，利用双能 X 线吸收法（DXA）对锻炼前后的体脂率、腹部脂肪率进行评估，除此之外还测量了腹部皮下脂肪量和腰围尺寸。

研究结果显示，腹肌锻炼组的体重、体脂率、腹部脂肪率在锻炼前后均无明显下降，甚至连腹部皮下

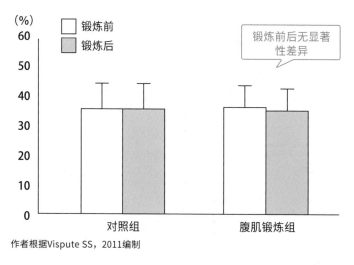

(%)

锻炼前
锻炼后

锻炼前后无显著
性差异

对照组　　　　　　　腹肌锻炼组

作者根据Vispute SS，2011编制

图5-25　体脂率的变化

脂肪量和腰围尺寸也无明显下降（图 5-25、图 5-26）。

　　另外，与对照组之间也没有明显差异。

　　根据这一结果，南伊利诺大学建议人们，要谨慎对待腹肌运动器材等广告中经常出现的"练出美丽的腰部曲线"这样的广告词。

　　最新的研究表明，无论怎样努力锻炼腹肌，腹部都不会变苗条。

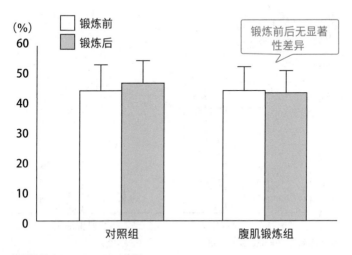

作者根据Vispute SS，2011编制

图5-26　腹部脂肪率的变化

那么，手臂肌肉锻炼会不会让手臂变细？

▶ 即使进行手臂肌肉锻炼，上臂也不会变细

康涅狄格大学直截了当地表示："即使进行手臂肌肉锻炼，上臂也不会变得紧实。"

康涅狄格大学的研究人员对该大学 104 名男女受试

者（平均年龄24.1岁）进行了手臂肌肉锻炼。安排他们以最大肌力65%～75%的强度，进行12次3组，共12周的非惯用手臂的肱二头肌的臂屈伸、肱三头肌的过头伸展等5个项目。实验结束后，利用磁共振成像（MRI）测量手臂的皮下脂肪量。扫描结果显示，经过锻炼的非惯用手臂和未经锻炼的惯用手臂的上臂皮下脂肪量没有显著差异。此外，这个结果也不存在性别差异（图5-27）。

康涅狄格大学得出的结论是，通过手臂肌肉锻炼来减少手臂皮下脂肪量，使手臂变细的效果并不理想。很遗憾，即使努力锻炼手臂的肌肉，上臂也不会变细。

那么，为什么腹肌和手臂肌肉经过锻炼也没能够减少脂肪量呢？原因在于能量的产生机制。

在进行诸如肌肉锻炼这种运动强度高、时间短的运动时，产生能量的机制主要是磷酸肌酸和糖酵解系统。磷酸肌酸是利用分解为肌酸和磷酸时所产生的能量再合成ATP。糖酵解是通过分解肌肉中的糖(肌糖原)来重新合成ATP的。相比之下，有氧系统主要用于长时间的低到中等强度运动，如慢跑和骑自行车等有氧运动。利用氧气，通过氧化脂质和糖分而产生ATP。

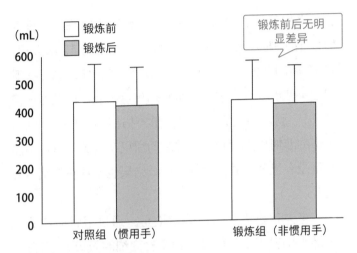

作者根据Kostek MA, 2007编制

图5-27　上臂皮下脂肪量的变化

由于是这种能量代谢机制，因此，脂质在肌肉锻炼中未被作为能量源来有效使用。

那么，为了促进容易氧化脂质的有氧系统的能量代谢，进行低强度长时间的肌肉耐力锻炼是否能实现局部减肥？

拉各斯大学对这个问题进行了验证。

⏵ 即使进行腿部肌肉锻炼，大腿也不会变细

拉各斯大学研究人员以男女受试者（平均年龄 23
岁）为对象，对非惯用腿的腘绳肌进行了为期 12 周的
低强度肌肉耐力锻炼。

每周进行 3 次锻炼，以较低的强度（不超过最大肌
肉力量的 30%）进行高强度的腿屈伸，直至疲劳。锻炼
期间的能量摄取量是固定的。在锻炼 12 周前后，采用
双能 X 线吸收法（Dual-energy xray absorp-timetry,
DXA）测量了全身和大腿的脂肪量和体脂率。

其结果是，与锻炼前相比，锻炼后虽然全身的脂
肪量减少，但非惯用腿的脂肪量和脂率没有明显减少。
而且，与惯用腿也没有显著差异。但是，上臂部和腹
部的脂肪量却明显减少（图 5-28）。

这些结果表明，即使进行低强度、高次数的腿部肌
肉锻炼，腿部的脂肪量也没有减少。有趣的是，明明做
了腿部肌肉锻炼，手臂和腹部的脂肪量却减少了。当初，
原本期望进行腿部肌肉耐力锻炼后，通过有氧系统的能
量代谢引起的脂质氧化来减少大腿的脂肪量，却出现了

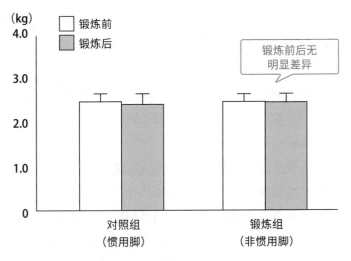

作者根据Ramirez-Campillo R，2013编制

图5-28 大腿部位的脂肪量的变化

手臂和腹部的脂肪量减少这一出乎意料的结果。

其主要原因是肾上腺素的影响。

进行长时间持续的低强度运动之后，位于肾脏上方的肾上腺会分泌肾上腺素。随着肾上腺素分泌量的增加，脂肪酶会被激活，使脂肪酸从脂肪中释放到血液中，作为能量源被消耗掉。

肾上腺素不仅会被输送到锻炼的部位，还会通过血管被输送到手臂、腹部等全身各处。因此，会在全身产生伴随着肌肉锻炼而导致的脂肪量减少，而非局部。

研究还表明，腹部脂肪细胞的肾上腺素受体数量比大腿脂肪细胞更多，灵敏度也更高。因此，比起大腿，低强度的肌肉耐力锻炼更有助于减少腹部的脂肪量。

再者，脂肪酸会透过线粒体被氧化，与下半身相比，这个进程更容易在上半身产生，这说明腿部的锻炼更

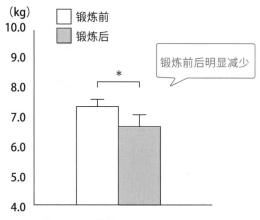

作者根据Ramirez-Campillo R，2013编制

图5-29　腹部的脂肪量的变化

容易减少手臂和腹部的脂肪量。于是，根据这些见解，得出了以下结论。

即使努力锻炼腿部肌肉，大腿也不会变细。

肌肉锻炼因其运动形式是通过无氧性代谢的磷酸肌酸系统和糖酵解系统来消耗能量的。由于它们不以脂肪为能量来源，所以很难产生减脂效果。

另外，低强度高次数的肌肉耐力锻炼，通过有氧系统的能量代谢，是有望实现脂肪氧化的。但是，脂肪的减少效果是通过激素在全身产生的，比起下半身，更容易出现在上半身的手臂和腹部，所以不会实现局部减肥。

▶ 想苗条，首先要进行饮食管理

若想瘦腰围和瘦腿，首先要做的不是肌肉锻炼，而是饮食管理。这是因为饮食管理的减脂效果要好于运动。在做好饮食管理之后，再进行有氧运动。有氧运动可以有效减少手臂、腹部的皮下脂肪和内脏脂肪。长期坚持进行饮食管理和有氧运动，腿部脂肪最终也会减少。

若要进行肌肉锻炼，可以进行全身性训练（多关节锻炼），如深蹲和平板卧推，而不是局部锻炼（单关节锻炼），这样，你就可以在增加减肥效果的同时获得肌肉肥大的效果。

针对想瘦的部位进行肌肉锻炼，即局部瘦身，因为简单易行，所以很多人都在实践。但是，如果理解了能量代谢和脂肪氧化的机制，就能意识到局部瘦身的困难。

现代运动医学告诉了我们一个残酷的事实。也就是说，只有有条不紊地进行，才是通往减肥成功的最佳捷径。

成功减肥的公式

"饮食×运动×睡眠"

6-1

减肥饮食能提高肌肉锻炼的效果和睡眠质量

　　至此，我们以证据为基础，说明了减肥饮食、适度运动、良好睡眠是减肥的必要要素。在本章将介绍饮食、运动和睡眠 3 个因素相互作用的证据，其相乘效应会将减肥导向真正的成功。

　　为了减肥而限制碳水化合物的摄入，不仅会减少脂肪量，同时也会使肌肉量慢慢减少。肌肉量的减少是引起反弹的主要原因。因此，为了增加肌肉量、防止反弹而推荐的运动就是肌肉锻炼。

　　但是，仅仅进行肌肉锻炼，不会产生肌肉肥大的效果。因此，蛋白质就显得尤为重要。

　　蛋白质是通过抑制食欲、提高饮食诱导产热来提升减肥效果的营养素。另外，当肌肉锻炼提高了肌肉蛋白质的合成敏感性时，通过蛋白质的摄入，可以使肌肉肥大的效果最大化。

蛋白质的作用不止于此。近几年的研究发现它还可以提高睡眠质量。

▶ 了解睡眠的机制原理

睡眠分为睡眠时间的"量"和睡眠深度的"质"。

近年来，睡眠营养学越来越多的研究结果表明，饮食和运动会对睡眠质量产生影响。在介绍饮食、运动与睡眠的关系之前，先来了解一下有关睡眠质量的一些问题。

睡眠根据时间阶段可大致分为"快速眼动睡眠"和"非快速眼动睡眠"两种。

在浅睡眠阶段，眼球转动，大脑也很活跃，所以有或做梦或身体动弹不得的被束缚的感觉。这种浅睡眠的时间段被称为"快速眼动睡眠"。

另外，当人进入深度睡眠状态时，眼球停止转动，大脑活动下降到最低，心率、呼吸频率、血压等都会降低，进入熟睡状态。这个时间段被称为"非快速眼动睡眠"。

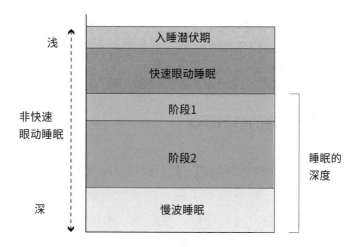

作者根据Ohayon MM，2004编制

图6-1　睡眠质量

　　非快速眼动睡眠分为浅度非快速眼动睡眠的"阶段 1"和"阶段 2"、深度非快速眼动睡眠的"慢波睡眠"。

　　睡眠质量可以通过睡眠结构的程度来判断。特别是深度非快速眼动睡眠的慢波睡眠增多，意味着"深度睡眠"，说明睡眠质量高（图 6-1）。

● 摄取蛋白质可以提高睡眠质量

近年来，在睡眠营养学领域，蛋白质作为对睡眠有良好影响的营养素而备受关注。

2020年，新加坡国立大学以19项研究报告为基础，发表了一份系统评价，其中包括此前发表的关于营养素对睡眠影响的随机对照试验。

结果显示，与睡眠不足、睡眠质量差的人相比，睡眠时间超过7h、睡眠质量高的人，蛋白质的摄取量高、碳水化合物和脂质的摄取量低。

这一结果表明，高蛋白质饮食有可能会提高睡眠时间和睡眠质量。

那么，为什么增加蛋白质摄取量会对睡眠产生良好影响呢？

其主要原因是色氨酸。

色氨酸是人体必需的9种氨基酸之一，是褪黑素的前体物质。褪黑素在白天受到强光照射时分泌量会减少，晚上、天黑时分泌量会增加。褪黑素有降低脉搏、体温、血压等为睡眠做准备的作用。

在此背景下，对蛋白质摄入量影响睡眠质量进行验证的随机对比试验结果表明，增加蛋白质的摄取量、充分摄取色氨酸，能够增加褪黑素的合成量，有助于提高睡眠质量。

鸡肉、鱼类、豆类、坚果和酸奶等富含优质蛋白质的食物中都含有色氨酸。这些都是减肥食品，摄入富含色氨酸的食品，在改善睡眠质量的同时，还有助于减肥。

并且，色氨酸含量最为丰富的是乳清蛋白。

有研究表明，来自乳清蛋白的 α-乳白蛋白，由于色氨酸含量较高，对动物和人类都有改善睡眠质量的作用。

蛋白质能抑制食欲、促进肌肉锻炼引起的肌肉肥大，是一种有效的减肥保健品，而且还能提高睡眠质量。

▶ 碳水化合物和脂质也会对睡眠产生影响

蛋白质并不是对睡眠质量产生影响的唯一因素。

2021 年，尼科西亚大学发表了针对碳水化合物的摄取对睡眠质量的影响进行荟萃分析的报告。结果显示，若碳水化合物的摄取量少，深度非快速眼动睡眠的"慢波睡眠"会增加；相反，如果碳水化合物的摄取量增多，浅度非快速眼动睡眠的"快速眼动睡眠"会延长。

但是，研究也显示，运动之后，碳水化合物的摄入量增加有助于改善睡眠质量。根据这些结果，得出的结论是，平时要减少碳水化合物的摄入量，而运动过后增加碳水化合物的摄入量，则有助于改善睡眠质量。

关于脂质的摄取对睡眠障碍风险的影响，中国青岛大学发表了一项报告。研究人员调查了摄取 ω-3 和 ω-6 对睡眠障碍风险的影响。结果显示了一种正相关，即 ω-6 和 ω-3 的摄取比例（ω-6：ω-3）越高，患睡眠障碍的风险就越高。另外，ω-3 的摄入量越多，睡眠障碍的风险就越低。

这些结果表明，在不增加 ω-6 摄入量的情况下，增加 ω-3 摄入量可以降低睡眠障碍的风险。

ω-3 是鱼油、紫苏油、亚麻籽油中所富含的减肥脂质，多摄取减肥脂质有助于改善睡眠。

从这些研究结果来看，摄取含有蛋白质和 ω-3 等营养物质的减肥食物，不仅有直接的减肥效果，还能使肌肉锻炼的效果最大化，通过提高睡眠质量来协同减肥，有望获得相乘效应。

6-2

运动可以抑制食欲，
改善睡眠

　　每周做一次这种短暂性运动，可以抑制运动之后的食欲。另外，习惯性地进行运动，能使我们很容易得到吃饭所带来的饱腹感，而不吃零食就会产生饥饿感，以此来调整我们饥饿感和饱腹感的食欲节奏。运动的这种对食欲的作用可以使我们避免暴饮暴食、防止反弹。运动带来的效果不仅仅是食欲方面的，还能改善睡眠。

▶ 运动可以延长睡眠时间，提高睡眠质量

　　进行有氧运动和肌肉锻炼，可以增加睡眠时间、提高睡眠质量。当然这种说法已经得到了普遍认可，但直到 2021 年才终于有了证据级别更高的研究结果报告。

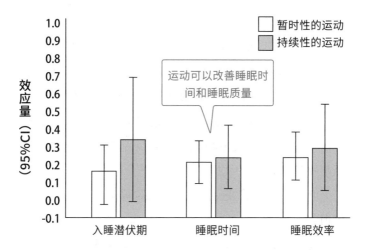

作者根据Kline CE, 2021编制

图6—2　运动与睡眠质量的关系

匹兹堡大学综合分析了19项荟萃分析和15项系统评论，分析了有氧运动和肌肉锻炼等运动锻炼对睡眠的影响。

结果显示，短暂性运动和持续性运动都具有延长睡眠时间、改善入睡潜伏期和睡眠效率等睡眠质量的效果（图6-2）。此外，与短暂性运动相比，持续性运

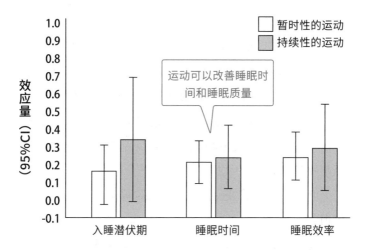

动在改善睡眠时间和睡眠质量方面效果更佳。

另外,运动对肥胖所导致的睡眠不足的主要原因——睡眠呼吸暂停综合征(Sleep Apnea Syndrome)也有改善效果,表明运动能提高睡眠质量。

这些结果表明,运动不仅能延长睡眠时间、提高睡眠质量,还能改善睡眠呼吸暂停综合征,这是一项高水平的证据。

此外,还有仅进行肌肉锻炼对睡眠影响的系统评价报告。

麦克马斯特大学总结了有关肌肉锻炼和睡眠的13项研究报告,并发表了系统评价报告,结论非常简单:

"肌肉锻炼虽然不能延长睡眠时间,但可以提高睡眠质量。"

研究显示,习惯性地进行肌肉锻炼,虽然睡眠时间不会增加,但能够通过减少浅度非快速眼动睡眠、增加深度非快速眼动睡眠(慢波睡眠)的方式来提高睡眠质量。

这一结果表明,仅靠肌肉锻炼也能提高睡眠质量。

很多媒体和书籍都介绍了能让人睡得更好的入睡方法,也有证据证明,"运动能让人睡得更好"这一常识再次得到了肯定。

　　在减肥过程中，运动不仅可以抑制食欲，还可以改善睡眠时间和睡眠质量，从而提高减肥效果。

6-3

睡眠不足会提高食欲，降低运动效率

　　汉堡包、薯条、蛋糕、点心等超加工食品，大量使用了我们非常喜欢的脂质和糖类，通过易于食用的加工来撩拨我们"想再吃一点"的食欲。

　　这种嗜好性食欲由大脑的奖励系统所支配，反复的暴饮暴食会使人上瘾。若想减肥成功，需要逐渐减少超加工食品的摄入频率。但是，睡眠不足会使你无法抵抗对超加工食品的渴望。

　　因为睡眠不足会导致意志力下降、食欲高涨。睡眠不足影响的不仅仅是食欲，还会对运动的动力和成效产生消极的影响。

● 睡眠不足会使人失去运动的动力

节食减肥减少的不仅是脂肪，肌肉也会流失。脂肪量和肌肉量的减少是反弹的主要原因，为了防止反弹，推荐进行有氧运动和肌肉锻炼。通过有氧运动和肌肉锻炼可以防止反弹，使长期减肥走向成功。

但是，现代睡眠科学在运动方面也给了我们重要的见解。

那就是睡眠不足虽然不会对有氧运动产生影响，但会降低肌肉锻炼的效果。

关于睡眠不足对有氧运动的影响，迄今为止一直存在着争论。萨尔大学对此前发布的研究报告进行了汇总和评价。认为睡眠不足对轻度至中等强度的有氧运动不会产生影响，但可能会降低高强度锻炼的成效。此外，与运动成效相比，影响更大的是进行运动的动力。

睡眠不足会使人的意志力（认知功能）下降。为了进行运动，我们需要认知功能，例如：不逃避、积极进行运动的控制功能；制订运动计划并坚持到底的执行功能等。如果睡眠不足，这些认知功能就会下降，可能会使人失去运动的动力。

● 降低肌肉锻炼的效果

与此相对，睡眠不足会对肌肉锻炼的效果带来负面影响。

2012 年，英国体育机构 UK 体育召集了受试运动员。将受试者分为"睡眠时间超过 8h 组"和"睡眠时间不足 6h 组"，分别进行平板卧推、深蹲、俯身哑铃划船等多关节锻炼。

锻炼重量设定为最大肌肉力量的 85%，进行到疲劳极限为止，共进行 4 组。之后，改变日期更换小组，在同样的条件下进行锻炼。

结果显示，在睡眠不足的状态下，平板卧推、深蹲、俯身哑铃划船的总负荷量都会减少。这说明，睡眠不足会降低多关节锻炼的效果，UK 体育的测试对过去的报告予以了支持（图 6-3）。

那么，睡眠不足是否也会降低诸如手臂屈伸等单关节锻炼的效果呢？

2013 年，突尼斯的体育医学科学国家中心验证了睡眠不足对肌肉力量的影响。研究人员测试了受试运动员在正常睡眠时间和比平时少 4h 的睡眠不足时的握

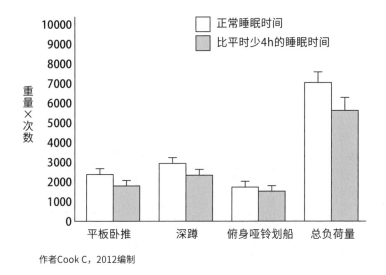

作者Cook C，2012编制

图6-3　睡眠时间与运动成效的关系

力、手肘的等长肌力等单关节锻炼的最大肌肉力量。结果发现，与多关节锻炼不同，正常睡眠时间和较少睡眠时间的最大肌肉力量没有明显差异（图6-4）。

迪肯大学汇总评价了多个研究报告，报告认为，与单关节锻炼相比，睡眠不足更容易降低多关节锻炼的效果。那么，为什么只会降低多关节锻炼的效果呢？

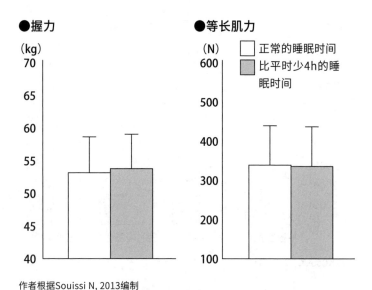

作者根据Souissi N, 2013编制

图6-4 握力和等长肌力

▶ 对多关节锻炼产生不良影响的原因

  肌糖原是储存在肌肉中的一种糖，是肌肉收缩的能量源。与慢跑等有氧运动相比，肌肉锻炼更接近于无氧运动。有氧运动主要以氧为能量源，而无氧运动则通过糖酵解系统代谢，以肌糖原为能量源。

睡眠不足会减少肌糖原。

2011 年，查尔斯特大学以运动员为对象进行了一项验证实验，与正常的睡眠时间相比，睡眠不足时肌糖原减少。睡眠不足导致肌糖原减少的原因是胰岛素。胰岛素负责摄取糖分，睡眠不足会降低胰岛素的这种功能。这种现象被称为"胰岛素抵抗"（图 6-5）。

2017 年，斯特灵大学验证了睡眠不足对胰岛素抵抗的影响。结果发现，睡眠时间不足正常睡眠一半时，

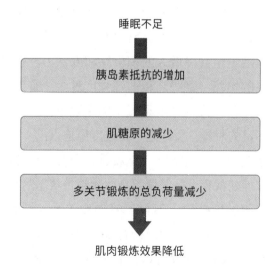

图6-5　睡眠不足对多关节锻炼的影响

胰岛素抵抗明显增加。

　　睡眠不足会降低胰岛素对肌肉的糖吸收功能，导致肌糖原减少。多关节锻炼会动员更多的肌肉，比单关节锻炼消耗更多的能量，需要更多的肌糖原。因此，睡眠不足会导致运动效果下降。

▶ 导致锻炼过度

　　另外，睡眠不足时，需要注意的是过度锻炼。

　　2018 年 1 月，一项以运动员为对象的研究报告指出，睡眠不足会降低人的积极性和专注力。它可能导致不良的情绪（暴躁）和锻炼强度过大，有引发锻炼过度的危险。锻炼过度是受伤的主要原因，因此，在睡眠不足的时候，要注意不要过度逼迫自己。

　　这就是为什么在进行有氧运动和肌肉锻炼的前一天应该提前就寝，好好调整身体和精神状态的原因。

　　若要长期减肥，不仅要管理意志力、抑制食欲，有效防止反弹，还需要进行有氧运动和肌肉锻炼。

　　充足的睡眠不仅可以控制食欲，也是充分发挥运动效果的基础。

6-4

饮食、运动、睡眠在
减肥过程中的相互作用

　　健康的减肥饮食可以帮助你补充能量，提高运动效率，同时实现肌肉肥大的效果最大化。另外，摄取丰富的蛋白质还有助于提高睡眠质量。

　　进行有氧运动和肌肉锻炼，可以抑制过度的食欲，增加肌肉量，防止反弹。而且，运动带来的适度疲劳可以增加睡眠时间，提高睡眠质量。

　　充足的睡眠可以强化你的意志力，防止进食过量，促进减肥饮食的摄取。还能提高运动效率，防止反弹。

　　由此可知，饮食、运动、睡眠这3个要素是相互影响的。特别是睡眠，它是饮食管理和运动的基础。如果睡眠不足，无论再怎么努力控制饮食和运动，也会迎来极限。首先要保证充足的睡眠，为减肥打好基础。

　　在日常饮食中加入"减肥饮食餐盘"所介绍的减肥

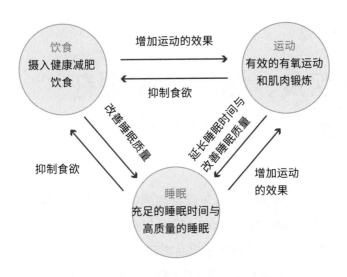

图6-6 饮食、运动、睡眠的相互作用

食品，能提高饱腹感，抑制食欲。

这样更容易减少能量的摄入。

在减肥初期，通过睡眠和饮食管理可以减轻体重，但从长期来看，由于"稳态"的作用，体重会逐渐变得难以减轻，并开始出现反弹。因此，采用有氧运动和全身性肌肉锻炼，可以抑制由于稳态引起的食欲增加。通过饮食管理和运动，来进一步提高睡眠质量，就能够好好地睡一觉。所以，如果你能与饮食、运动和睡眠建立良好的互动，就更有可能减肥成功。

减肥没有"这样做就容易瘦下来"的必胜法宝。但是现代科学为我们展示了成功减肥的真知灼见。根据这些证据来重新审视日常饮食、运动和睡眠，创造健康的生活方式，这样做，虽然看似绕了很远的路，但却是通往减肥成功的捷径。

结语

　　如果由你来开发食品行业畅销的商品，你会生产什么样的商品呢？

　　首先，我们来考虑一下饮料。想要畅销，就需要有能多次来购买的回头客。增加回头客的有效方法就是让顾客"上瘾"。

　　科学知识告诉我们，果糖的甜味会让人上瘾，所以工业上就开始大量生产廉价的果糖。

　　由此开发出了高果糖玉米糖浆（果糖葡萄糖液糖）。而且，为了让人感觉更加美味，改善入喉时的感觉也是一种很有效的办法。因此，又在高果糖玉米糖浆的饮料中加入了碳酸。最后是着色，将饮料瓶设计成清爽的形状。这样就完成了我们最爱的碳酸饮料。然后时不时地在媒体上做宣传，唤起成瘾性之后就大功告成了。

那么，食品呢？在此，我们来考虑一下高效使用脂质的食品。说到脂质，就不得不提到肉。但是，因为肉有嚼劲，摄食率较低（单位时间吃的量少，不能马上吃完）。因此，把肉切成肉末加工成汉堡肉饼（汉堡坯），以此提高摄食率（单位时间的食量变大，吃起来更香）。为了使商品更加美味，还要加入人们最爱的碳水化合物（糖类）。若想更好吃，最好是使用将膳食纤维等不易吃的东西精制去掉后的白米或面粉。这里的面包用的就是这样的面粉。把汉堡（脂质）和面包（糖类）结合在一起的产物，汉堡包就这样生产出来了。再配上油炸薯条（土豆是会让人发胖的蔬菜），这样的汉堡包套餐势必会使人脂质成瘾，增加回头客。

如果想增加销量，就做成两块汉堡坯的双层汉堡包。还可以配上奶酪。如果想再进一步增加销量，还可以采用限时出售3块汉堡坯的三层汉堡包的销售方式。对于脂质成瘾的我们来说，充满肉汁的三层汉堡包无疑是一种强烈的冲击。这是快餐行业常见的手法。

类似这种在食品行业长期热卖的商品，它们都巧妙地破解了人的食欲机制，其结果就是让我们发胖。

我们的大脑和身体，在数百万年前半饥饿的旧石器时代，就被编程设定为本能地想要获取糖类和脂类。食品行业利用这个程序不断开发出美味的超加工食品。我们的大脑还是旧石器时代的大脑，却生活在容易发胖的残酷的现代社会。

本书介绍了在这种残酷的社会中，为了成功减肥所必需的营养学、运动生理学、脑科学、进化论等现代科学所揭示的以科学依据（证据）为基础的应对方法。

在吃蛋糕或点心的时候，如果你知道它们所含的果糖会使人上瘾、会给你带来"想吃更多"的嗜好性食欲，你就可以做出不吃或少吃的决定。

汉堡包所含的脂质是饱和脂肪酸和反式脂肪酸等增肥脂质，由于脂质也有致瘾性，因此，你也能做出少吃或者用沙拉代替薯条的判断。

即便在日常饮食中，你也能够做到：将白米和糯麦混在一起，或者用燕麦片代替，以此增加膳食纤维的摄取，增加饱腹感；在吃肉的时候，比起猪肉和牛肉，选择没有皮的鸡肉；零食选择坚果和酸奶等不易发胖、减少食欲的食物。

体重减轻了，为了防止反弹，在车站不知道该走电梯还是楼梯时候，你会毫不犹豫地选择爬楼梯，因为你理解了爬楼梯运动的必要性。

也不会被"进行肌肉锻炼就能将想瘦的地方瘦下来"这种局部减肥的说法所欺骗。

为了减肥而努力控制饮食和运动，却忽视了睡眠，这是毫无意义的。

而且你理解了，要想成功减肥，光靠饮食管理是不够的，在饮食、运动、睡眠的相互关系中创造良性循环是非常重要的。

英格兰哲学家弗朗西斯·培根提出"知识就是力量"（Knowledge is power），他倡导"只要不知道原因，就不可能产生结果"。

任何事情如果你不懂规则，你就无法把事情做得更好。如果想要减肥，就要理解基于科学的肥胖机制，掌握有效的应对方面的知识，这样才能带来理想的结果。这些知识不仅有助于减肥，还有助于建立健康的生活方式。获得正确的知识，不仅对现在，对提高一辈子的生活质量都大有裨益。

希望本书能对您有所帮助。

有关减肥的最新信息，我会在博客"复健memo"上随时更新。

为了更新减肥知识，请务必关注。另外，如果你想深入了解关于肌肉锻炼的知识，请入手拙作《经科学证明的最强肌肉训练图解》。

2021 年 9 月

庵野拓将

延伸阅读

[1-1]

- Lieberman DE. The Story of the Human Body: Evolution, Health and Disease. New York, NY, Vintage Books, 2014 Wing RR, et al. Long-term weight loss maintenance. Am J Clin Nutr. 2005 Jul;82 (1 Suppl) :222S-225S.
- Pond CM, et al. The anatomy of adipose tissue in captive Macaca monkeys and its implications for human biology. Folia Primatol (Basel) . 1987;48 (3-4) :164-185.
- Dufour DL, et al. Comparative and evolutionary dimensions of the energetics of human pregnancy and lactation. Am J Hum Biol. Sep-Oct 2002;14 (5) :584-602.

[1-2]

- Richard Wrangham. Catching Fire: How Cooking Made Us Human. (Basic Books)
- Wobber V, et al. Great apes prefer cooked food. J Hum Evol. 2008 Aug;55 (2) :340-348.
- R. Douglas Hurt. American Agriculture: A Brief History. (Purdue Univ Pr)
- Michael Moss. Salt Sugar Fat: How the Food Giants Hooked Us. (Random House)

[1-3]

- DeFronzo RA, et al. Lilly lecture 1987. The triumvirate: beta-cell, muscle, liver. A collusion responsible for NIDDM. Diabetes. 1988 Jun;37 (6) :667-687.
- Ezaki O, et al. The optimal dietary fat to carbohydrate ratio to prevent obesity in the Japanese population: a review of the epidemiological, physiological and molecular evidence. J Nutr Sci Vitaminol (Tokyo) . 2011;57 (6) :383-393.
- Grembecka M, et al. Natural sweeteners in a human diet. Rocz Panstw Zakl Hig. 2015;66 (3) :195-202.
- Hannou SA, et al. Fructose metabolism and metabolic disease. J

Clin Invest. 2018 Feb 1;128（2）:545-555.

- Cholsoon Jang, et al. The Small Intestine Converts Dietary Fructose Into Glucose and Organic Acids. Cell Metab, 27（2）, 351-361.e3 2018 Feb 6

- Vos MB, et al. Sugar, Sugar . . . Not So Sweet for the Liver. Gastroenterology. 2017 Sep;153（3）:642-645.

- Fabbrini E, et al. Physiological Mechanisms of Weight Gain-Induced Steatosis in People With Obesity. Gastroenterology. 2016 Jan;150（1）:79-81.

- Johnson RJ, et al. Perspective: A Historical and Scientific Perspective of Sugar and Its Relation with Obesity and Diabetes. Adv Nutr. 2017 May 15;8（3）:412-422.

[1–4]

- Philippe B, et al. Taste of Fat: A Sixth Taste Modality？ Physiol Rev . 2016 Jan;96（1）:151-176.

- Siddharth S, et al. Fat Addiction: Psychological and Physiological Trajectory. Nutrients . 2019 Nov 15;11（11）:2785.

- Hellerstein MK, et al. De novo lipogenesis in humans: metabolic and regulatory aspects. Eur J Clin Nutr. 1999 Apr;53 Suppl 1:S53-65.

[1–5]

- Pan WW, et al. Leptin and the maintenance of elevated body weight. Nat Rev Neurosci. 2018 Feb;19（2）:95-105.

- Murray S, et al. Hormonal and neural mechanisms of food reward, eating behaviour and obesity. Nat Rev Endocrinol. 2014 Sep;10（9）:540-552.

- Volkow ND, et al. The dopamine motive system: implications for drug and food addiction. Nat Rev Neurosci. 2017 Nov 16;18（12）:741-752.

[2–1]

- Hagger MS, et al. Ego depletion and the strength model of self-control: a meta-analysis. Psychol Bull. 2010 Jul;136（4）:495-525.

- Lowe CJ, et al. The neurocognitive consequences of sleep restriction: A meta-analytic review. Neurosci Biobehav Rev. 2017

Sep;80:586-604.

- Miyata S, et al. Insufficient sleep impairs driving performance and cognitive function. Neurosci Lett. 2010 Jan 22;469（2）:229-33.
- Thomas M, et al. Neural basis of alertness and cognitive performance impairments during sleepiness. I. Effects of 24 h of sleep deprivation on waking human regional brain activity. J Sleep Res. 2000 Dec;9（4）:335-352.

[2-2]

- Taheri S, et al. Short sleep duration is associated with reduced leptin, elevated ghrelin, and increased body mass index. PLoS Med. 2004 Dec;1（3）:e62.
- Chaput JP, et al. Short sleep duration is associated with reduced leptin levels and increased adiposity: Results from the Quebec family study. Obesity (Silver Spring) . 2007 Jan;15（1）:253-261.
- Knutson K, et al. No association between leptin levels and sleep duration or quality in obese adults. Obesity (Silver Spring) . 2011 Dec;19（12）:2433-2435.
- Lin J, et al. Associations of short sleep duration with appetite-regulating hormones and adipokines: A systematic review and meta-analysis. Obes Rev. 2020 Jun 15.
- St-Onge MP, et al. Sleep restriction increases the neuronal response to unhealthy food in normal-weight individuals. Int J Obes (Lond) . 2014 Mar;38（3）:411-416.
- Dashti HS, et al. Short sleep duration and dietary intake: epidemiologic evidence, mechanisms, and health implications. Adv Nutr. 2015 Nov 13;6（6）:648-659.
- Kant A, et al. Association of self-reported sleep duration with eating behaviors of American adults: NHANES 2005-2010. Am J Clin Nutr. 2014 Sep;100（3）:938-947.
- Tasali E, et al. The effects of extended bedtimes on sleep duration and food desire in overweight young adults: a home-based intervention. Appetite. 2014 Sep;80:220-224.

[2-3]

- Itani O, et al. Short sleep duration and health outcomes: a systematic review, meta-analysis, and meta-regression. Sleep Med. 2017 Apr;32:246-256.

- Zhu B, et al. Effects of sleep restriction on metabolism-related parameters in healthy adults: A comprehensive review and meta-analysis of randomized controlled trials. Sleep Med Rev. 2019 Feb 10;45:18-30.
- Rihm JS, et al. Sleep Deprivation Selectively Upregulates an Amygdala-Hypothalamic Circuit Involved in Food Reward. J Neurosci. 2019 Jan 30;39（5）:888-899.
- Killgore WD, et al. Impaired decision making following 49 h of sleep deprivation. J Sleep Res. 2006 Mar;15（1）:7-13.

[2-4]

- Park YM, et al. Association of Exposure to Artificial Light at Night While Sleeping With Risk of Obesity in Women. JAMA Intern Med. 2019 Jun 10.
- Lunn RM, et al. Health consequences of electric lighting practices in the modern world: A report on the National Toxicology Program's workshop on shift work at night, artificial light at night, and circadian disruption. Sci Total Environ. 2017 Dec 31;607-608:1073-1084.
- Rihm JS, et al. Sleep Deprivation Selectively Upregulates an Amygdala-Hypothalamic Circuit Involved in Food Reward. J Neurosci. 2019 Jan 30;39（5）:888-899.
- Zhu B, et al. Effects of sleep restriction on metabolism-related parameters in healthy adults: A comprehensive review and meta-analysis of randomized controlled trials. Sleep Med Rev. 2019 Feb 10;45:18-30.
- Lunn RM, et al. Health consequences of electric lighting practices in the modern world: A report on the National Toxicology Program's workshop on shift work at night, artificial light at night, and circadian disruption. Sci Total Environ. 2017 Dec 31;607-608:1073-1084.
- Fonken LK, et al. The effects of light at night on circadian clocks and metabolism. Endocr Rev. 2014 Aug;35（4）:648-670.

[3-1]

- Monteiro CA, et al. A New Classification of Foods Based on the Extent and Purpose of Their Processing. Cad Saude Publica . 2010 Nov;26 (11) :2039-2049.
- Martínez Steele E, et al. Ultra-processed foods and added sugars in the US diet: evidence from a nationally representative cross-sectional study. BMJ Open. 2016 Mar 9;6 (3) :e009892.
- Koiwai K, et al. Consumption of ultra-processed foods decreases the quality of the overall diet of middle-aged Japanese adults. Public Health Nutr. 2019 Nov;22 (16) :2999-3008.
- Poti J, et al. Is the degree of food processing and convenience linked with the nutritional quality of foods purchased by US households ? Am J Clin Nutr. 2015 Jun;101 (6) :1251-1262.
- Silva FM, et al. Consumption of ultra-processed food and obesity: cross sectional results from the Brazilian Longitudinal Study of Adult Health (ELSA-Brasil) cohort (2008-2010) . Public Health Nutr. 2018 Aug;21 (12) :2271-2279.
- Juul F, et al. Ultra-processed food consumption and excess weight among US adults. Br J Nutr. 2018 Jul;120 (1) :90-100. Nardocci M, et al. Consumption of ultra-processed foods and obesity in Canada. Can J Public Health. 2019 Feb;110 (1) :4-14.
- Monteiro CA, et al. Household availability of ultra-processed foods and obesity in nineteen European countries. Public Health Nutr. 2018 Jan;21 (1) :18-26.
- Askari M, et al. Ultra-processed food and the risk of overweight and obesity: a systematic review and meta-analysis of observational studies. Int J Obes (Lond) . 2020 Oct;44 (10) :2080-2091.

[3-2]

- Hall KD, et al. Ultra-Processed Diets Cause Excess Calorie Intake and Weight Gain: An Inpatient Randomized Controlled Trial of Ad Libitum Food Intake. Cell Metab. 2020 Oct 6;32 (4) :690.
- Forde CG, et al. Ultra-Processing or Oral Processing ? A Role for Energy Density and Eating Rate in Moderating Energy Intake

from Processed Foods. Curr Dev Nutr. 2020 Feb 10;4（3）:nzaa019.

- Milton K, et al. Hunter-gatherer diets-a different perspective. Am J Clin Nutr. 2000 Mar;71（3）:665-667. Brunstrom JM, et al. Undervalued and ignored: Are humans poorly adapted to energy-dense foods？ Appetite. 2018 Jan 1;120:589-595.

- Katz DL, et al. Can We Say What Diet Is Best for Health？ Annu Rev Public Health, 35, 83-103, 2014.

[3-3]

- Malik VS, et al. Intake of sugar-sweetened beverages and weight gain: a systematic review. Am J Clin Nutr. 2006 Aug;84(2):274-288.

- Malik VS, et al. Sugar-sweetened beverages and weight gain in children and adults: a systematic review and meta-analysis. Am J Clin Nutr. 2013 Oct;98（4）:1084-1102.

- Pan A, et al. Changes in water and beverage intake and long-term weight changes: results from three prospective cohort studies. Int J Obes (Lond). 2013 Oct;37（10）:1378-1385.

- Grembecka M, et al. Natural sweeteners in a human diet. Rocz Panstw Zakl Hig. 2015;66（3）:195-202. DiNicolantonio J, et al. Sugar addiction: is it real？ A narrative review. Br J Sports Med. 2018 Jul;52（14）:910-913.

- Ebbeling CB, et al. Effects of Sugar-Sweetened, Artificially Sweetened, and Unsweetened Beverages on Cardiometabolic Risk Factors, Body Composition, and Sweet Taste Preference: A Randomized Controlled Trial. J Am Heart Assoc. 2020 Aug 4;9（15）:e015668.

- Johnson RK, et al. Low-Calorie Sweetened Beverages and Cardiometabolic Health: A Science Advisory From the American Heart Association. Circulation. 2018 Aug 28;138（9）:e126-e140.

[4-1]

- Sacks FM, et al. Comparison of weight-loss diets with different compositions of fat, protein, and carbohydrates. N Engl J Med. 2009 Feb 26;360（9）:859-873.

- Johnston BC, et al. Comparison of weight loss among named diet programs in overweight and obese adults: a meta-analysis. JAMA.

2014 Sep 3;312（9）:923-933.

- Gardner CD, et al. Effect of Low-Fat vs Low-Carbohydrate Diet on 12-Month Weight Loss in Overweight Adults and the Association With Genotype Pattern or Insulin Secretion: The DIETFITS Randomized Clinical Trial. JAMA. 2018 Feb 20;319（7）:667-679.

［4-2］
- Slavin JL, et al. Dietary fiber and body weight. Nutrition. 2005 Mar;21（3）:411-418.Kushner RF, et al. Assessment and lifestyle management of patients with obesity: clinical recommendations from systematic reviews. JAMA. 2014 Sep 3;312（9）:943-952.
- Johnston BC, et al. Comparison of weight loss among named diet programs in overweight and obese adults: a meta-analysis. JAMA. 2014 Sep 3;312（9）:923-933.
- Jovanovski E, et al. Can dietary viscous fiber affect body weight independently of an energy-restrictive diet？ A systematic review and meta-analysis of randomized controlled trials. Am J Clin Nutr. 2020 Feb 1;111（2）:471-485.
- Reynolds A, et al. Carbohydrate quality and human health: a series of systematic reviews and meta-analyses. Lancet. 2019 Feb 2;393（10170）:434-445.

［4-3］
- Schlesinger S, et al. Food Groups and Risk of Overweight, Obesity, and Weight Gain: A Systematic Review and Dose-Response Meta-Analysis of Prospective Studies. Adv Nutr. 2019 Mar 1;10（2）:205-218.
- Reynolds A, et al. Carbohydrate quality and human health: a series of systematic reviews and meta-analyses. Lancet . 2019 Feb 2;393（10170）:434-445.
- Sawada K, et al. Relationship between rice consumption and body weight gain in Japanese workers: white versus brown rice/multigrain rice. Appl Physiol Nutr Metab. 2019 May;44（5）:528-532.
- Kikuchi Y, et al. Effects of Whole Grain Wheat Bread on Visceral Fat Obesity in Japanese Subjects: A Randomized Double-Blind

Study. Plant Foods Hum Nutr. 2018 Sep;73（3）:161-165.
[4-4]

- Bertoia ML, et al. Changes in Intake of Fruits and Vegetables and Weight Change in United States Men and Women Followed for Up to 24 Years: Analysis from Three Prospective Cohort Studies. PLoS Med. 2015 Sep 22;12（9）:e1001878.

- Bertoia ML, et al. Dietary flavonoid intake and weight maintenance: three prospective cohorts of 124,086 US men and women followed for up to 24 years. BMJ. 2016 Jan 28;352:i17.

- Kim SJ, et al. Effects of dietary pulse consumption on body weight: a systematic review and meta-analysis of randomized controlled trials. Am J Clin Nutr. 2016 May;103（5）:1213-1223.

- Li S, et al. Dietary pulses, satiety and food intake: a systematic review and meta-analysis of acute feeding trials. Obesity（Silver Spring）. 2014 Aug;22（8）:1773-1780.

- Wang X, et al. Fruit and vegetable consumption and mortality from all causes, cardiovascular disease, and cancer: systematic review and dose-response meta-analysis of prospective cohort studies. BMJ. 2014 Jul 29;349:g4490.

- He FJ, et al. Fruit and vegetable consumption and stroke: meta-analysis of cohort studies. Lancet. 2006 Jan 28;367（9507）:320-326.

- Yokoyama Y, et al. Vegetarian diets and blood pressure: a meta-analysis. JAMA Intern Med. 2014 Apr;174（4）:577-587.

[4-5]

- de Souza RJ, et al. Intake of saturated and trans unsaturated fatty acids and risk of all cause mortality, cardiovascular disease, and type 2 diabetes: systematic review and meta-analysis of observational studies. BMJ. 2015 Aug 11;351:h3978.

- Muto M, et al. High Dietary Saturated Fat is Associated with a Low Risk of Intracerebral Hemorrhage and Ischemic Stroke in Japanese but not in Non-Japanese: A Review and Meta-Analysis of Prospective Cohort Studies. J Atheroscler Thromb. 2018 May 1;25（5）:375-392.

- Jakobsen MU, et al. Major types of dietary fat and risk of coronary heart disease: a pooled analysis of 11 cohort studies. Am J Clin Nutr. 2009 May;89（5）:1425-1432.

- Bendsen NT, et al. Consumption of industrial and ruminant trans fatty acids and risk of coronary heart disease: a systematic review and meta-analysis of cohort studies. Eur J Clin Nutr. 2011 Jul;65（7）:773-783.
- Schwingshackl L, et al. Monounsaturated fatty acids, olive oil and health status: a systematic review and meta-analysis of cohort studies. Lipids Health Dis. 2014 Oct 1;13:154.
- Waterman E, et al. Active components and clinical applications of olive oil. Altern Med Rev. 2007 Dec;12（4）:331-342.
- Farvid MS, et al.Dietary linoleic acid and risk of coronary heart disease: a systematic review and meta-analysis of prospective cohort studies.Circulation. 2014 Oct 28;130（18）:1568-1578.
- Alexander DD, et al. A Meta-Analysis of Randomized Controlled Trials and Prospective Cohort Studies of Eicosapentaenoic and Docosahexaenoic Long-Chain Omega-3 Fatty Acids and Coronary Heart Disease Risk. Mayo Clin Proc. 2017 Jan;92（1）:15-29.
- Zhang Y, et al. Intakes of fish and polyunsaturated fatty acids and mild-to-severe cognitive impairment risks: a dose-response meta-analysis of 21 cohort studies. Am J Clin Nutr. 2016 Feb;103(2):330-340.
- Field AE, et al. Dietary fat and weight gain among women in the Nurses' Health Study. Obesity (Silver Spring). 2007 Apr;15（4）:967-976.
- Liu X, et al. Changes in Types of Dietary Fats Influence Long-term Weight Change in US Women and Men. J Nutr. 2018 Nov 1;148（11）:1821-1829.
- Kien CL, et al. Increasing dietary palmitic acid decreases fat oxidation and daily energy expenditure. Am J Clin Nutr. 2005 Aug;82（2）:320-326.
- Piers LS, et al. Substitution of saturated with monounsaturated fat in a 4-week diet affects body weight and composition of overweight and obese men. Br J Nutr. 2003 Sep;90（3）:717-727.

- Jones P, et al. The effect of dietary oleic, linoleic, and linolenic acids on fat oxidation and energy expenditure in healthy men. Metabolism. 2008 Sep;57（9）:1198-1203.
- Martínez-Fernández L, et al. Omega-3 fatty acids and adipose tissue function in obesity and metabolic syndrome. Prostaglandins Other Lipid Mediat. 2015 Sep;121（Pt A）:24-41.
- Couet C, et al. Effect of dietary fish oil on body fat mass and basal fat oxidation in healthy adults. Int J Obes Relat Metab Disord. 1997 Aug;21（8）:637-643.
- Hariri M, et al. Does omega-3 fatty acids supplementation affect circulating leptin levels？A systematic review and meta-analysis on randomized controlled clinical trials. Clin Endocrinol（Oxf）. 2015 Feb;82（2）:221-228.
- Nettleton JA, et al. Omega-3 fatty acids: comparison of plant and seafood sources in human nutrition. J Am Diet Assoc. 1991 Mar;91（3）:331-337.

[4-6]

- Weigle D, et al. A high-protein diet induces sustained reductions in appetite, ad libitum caloric intake, and body weight despite compensatory changes in diurnal plasma leptin and ghrelin concentrations. Am J Clin Nutr. 2005 Jul;82（1）:41-48.
- Wycherley T, et al. Effects of energy-restricted high-protein, low-fat compared with standard-protein, low-fat diets: a meta-analysis of randomized controlled trials. Am J Clin Nutr. 2012 Dec;96（6）:1281-1298.
- Wing R, et al. Long-term weight loss maintenance. Am J Clin Nutr. 2005 Jul;82（1 Suppl）:222S-225S.
- Larsen TM, et al. Diets with high or low protein content and glycemic index for weight-loss maintenance. N Engl J Med. 2010 Nov 25;363（22）:2102-2113.
- Aller E, et al. Weight loss maintenance in overweight subjects on ad libitum diets with high or low protein content and glycemic index: the DIOGENES trial 12-month results. Int J Obes（Lond）. 2014 Dec;38（12）:1511-1517.

- Clifton P, et al. Long term weight maintenance after advice to consume low carbohydrate, higher protein diets--a systematic review and meta analysis. Nutr Metab Cardiovasc Dis. 2014 Mar;24 (3) :224-235.
- Van der Klaauw A, et al. High protein intake stimulates postprandial GLP1 and PYY release. Obesity (Silver Spring) . 2013 Aug;21 (8) :1602-1607.
- Bowen J, et al. Energy intake, ghrelin, and cholecystokinin after different carbohydrate and protein preloads in overweight men. J Clin Endocrinol Metab. 2006a Apr;91 (4) :1477-1483.
- Bowen J, et al. Appetite regulatory hormone responses to various dietary proteins differ by body mass index status despite similar reductions in ad libitum energy intake. J Clin Endocrinol Metab. 2006b Aug;91 (8) :2913-2919.
- Moon J, et al. Clinical Evidence and Mechanisms of High-Protein Diet-Induced Weight Loss. J Obes Metab Syndr. 2020 Jul 23.
- Leidy H, et al. Neural responses to visual food stimuli after a normal vs. higher protein breakfast in breakfast-skipping teens: a pilot fMRI study. Obesity (Silver Spring) . 2011 Oct;19 (10) :2019-2025.
- Tappy L, et al. Thermic effect of food and sympathetic nervous system activity in humans. Reprod Nutr Dev. 1996;36 (4) :391-397.
- Westerterp K, et al. Diet induced thermogenesis measured over 24h in a respiration chamber: effect of diet composition. Int J Obes Relat Metab Disord. 1999 Mar;23 (3) :287-292.
- Ravn A, et al. Thermic effect of a meal and appetite in adults: an individual participant data meta-analysis of meal-test trials. Food Nutr Res. 2013 Dec 23;57.
- Magkos F, et al. The role of dietary protein in obesity. Rev Endocr Metab Disord. 2020 Sep;21 (3) :329-340.
- Magkos F, et al. Protein-Rich Diets for Weight Loss Maintenance. Curr Obes Rep. 2020 Sep;9 (3) :213-218.

[4–7]

- Mozaffarian D, et al. Changes in diet and lifestyle and long-term weight gain in women and men. N Engl J Med. 2011 Jun 23;364 (25) :2392-2404.

- Vergnaud AC, et al. Meat consumption and prospective weight change in participants of the EPIC-PANACEA study. Am J Clin Nutr. 2010 Aug;92 (2) :398-407.

- Rouhani MH, et al. Is there a relationship between red or processed meat intake and obesity？ A systematic review and meta-analysis of observational studies. Obes Rev. 2014 Sep;15 (9) :740-748.

- Smith JD, et al. Changes in intake of protein foods, carbohydrate amount and quality, and long-term weight change: results from 3 prospective cohorts. Am J Clin Nutr. 2015 Jun;101 (6) :1216-1224.

- Rouhani MH, et al. Associations between dietary energy density and obesity: A systematic review and meta-analysis of observational studies. Nutrition. 2016 Oct;32 (10) :1037-1047.

- Stelmach-Mardas M, et al. Link between Food Energy Density and Body Weight Changes in Obese Adults. Nutrients. 2016 Apr 20;8 (4) :229.

- Kien CL, et al. Increasing dietary palmitic acid decreases fat oxidation and daily energy expenditure. Am J Clin Nutr. 2005 Aug;82 (2) :320-326.

- Piers LS, et al. Substitution of saturated with monounsaturated fat in a 4-week diet affects body weight and composition of overweight and obese men. Br J Nutr. 2003 Sep;90 (3) :717-727.

- Pan A, et al. Red meat consumption and mortality: results from 2 prospective cohort studies. Arch Intern Med. 2012 Apr 9;172 (7) :555-563.

- Bernstein AM, et al. Dietary protein sources and the risk of stroke in men and women. Stroke. 2012 Mar;43 (3) :637-644.

- Micha R, et al. Processing of meats and cardiovascular risk: time to focus on preservatives. BMC Med. 2013 May 23;11:136.

- Farquhar W, et al. Dietary sodium and health: more than just blood pressure. J Am Coll Cardiol. 2015 Mar 17;65 (10) :1042-1050.

- Pan A, et al. Red meat consumption and risk of type 2 diabetes: 3

cohorts of US adults and an updated meta-analysis. Am J Clin Nutr. 2011 Oct;94 (4) :1088-1096.

- Neuenschwander M, et al. Role of diet in type 2 diabetes incidence: umbrella review of meta-analyses of prospective observational studies. BMJ. 2019 Jul 3;366:l2368.
- Bouvard V, et al. Carcinogenicity of consumption of red and processed meat. Lancet Oncol. 2015 Dec;16 (16) :1599-1600.
- Shi Y, et al. Dose-response meta-analysis of poultry intake and colorectal cancer incidence and mortality. Eur J Nutr. 2015 Mar;54 (2) :243-250.
- Kim SR, et al. Effect of Red, Processed, and White Meat Consumption on the Risk of Gastric Cancer: An Overall and Dose Response Meta-Analysis. Nutrients. 2019 Apr 11;11 (4) :826.

[4-8]

- Stonehouse W, et al. Dairy Intake Enhances Body Weight and Composition Changes during Energy Restriction in 18-50-Year-Old Adults-A Meta-Analysis of Randomized Controlled Trials. Nutrients. 2016 Jul 1;8 (7) :394.
- Geng T, et al. Effects of Dairy Products Consumption on Body Weight and Body Composition Among Adults: An Updated Meta-Analysis of 37 Randomized Control Trials. Mol Nutr Food Res. 2018 Jan;62 (1) .
- Mozaffarian D, et al. Changes in diet and lifestyle and long-term weight gain in women and men. N Engl J Med. 2011 Jun 23;364 (25) :2392-2404.
- Smith J, et al. Changes in intake of protein foods, carbohydrate amount and quality, and long-term weight change: results from 3 prospective cohorts. Am J Clin Nutr. 2015 Jun;101 (6) :1216-1224.
- Christensen R, et al. Effect of calcium from dairy and dietary supplements on faecal fat excretion: a meta-analysis of randomized controlled trials. Obes Rev. 2009 Jul;10 (4) :475-486.
- Dougkas A, et al. Associations between dairy consumption and body weight: a review of the evidence and underlying mechanisms. Nutr Res Rev (IF: 7.641; Q1) . 2011 Jun;24 (1) :72-95.

- Borgeraas H, et al. Effects of probiotics on body weight, body mass index, fat mass and fat percentage in subjects with overweight or obesity: a systematic review and meta-analysis of randomized controlled trials. Obes Rev. 2018 Feb;19（2）:219-232.
- Ruan Y, et al. Effect of Probiotics on Glycemic Control: A Systematic Review and Meta-Analysis of Randomized, Controlled Trials. PLoS One. 2015 Jul 10;10（7）:e0132121.
- Astrup A, et al. Effects of Full-Fat and Fermented Dairy Products on Cardiometabolic Disease: Food Is More Than the Sum of Its Parts. Adv Nutr. 2019 Sep 1;10（5）:924S-930S.
- Ortinau L, et al. Effects of high-protein vs. high- fat snacks on appetite control, satiety, and eating initiation in healthy women. Nutr J. 2014 Sep 29;13:97.
- Tremblay A, et al. Impact of yogurt on appetite control, energy balance, and body composition. Nutr Rev. 2015 Aug;73 Suppl 1:23-27.

[4-9]

- Bowen J, et al. Energy intake, ghrelin, and cholecystokinin after different carbohydrate and protein preloads in overweight men. J Clin Endocrinol Metab. 2006 Apr;91（4）:1477-1483.
- Tahavorgar A, et al. Whey protein preloads are more beneficial than soy protein preloads in regulating appetite, calorie intake, anthropometry, and body composition of overweight and obese men. Nutr Res. 2014 Oct;34（10）:856-861.
- Pal S, et al. Comparative effects of whey and casein proteins on satiety in overweight and obese individuals: a randomized controlled trial. Eur J Clin Nutr. 2014 Sep;68（9）:980-986.
- Alfenas Rde C, et al. Effects of protein quality on appetite and energy metabolism in normal weight subjects. Arq Bras Endocrinol Metabol. 2010 Feb;54（1）:45-51.
- Mollahosseini M, et al. Effect of whey protein supplementation on long and short term appetite: A meta-analysis of randomized controlled trials. Clin Nutr ESPEN. 2017 Aug;20:34-40.
- Wirunsawanya K, et al. Whey Protein Supplementation Improves

Body Composition and Cardiovascular Risk Factors in Overweight and Obese Patients: A Systematic Review and Meta-Analysis. J Am Coll Nutr. 2017 Oct 31:1-11.

- Bergia RE 3rd, et al. Effect of whey protein supplementation on body composition changes in women: a systematic review and meta-analysis. Nutr Rev. 2018 Apr 23.

[4-10]

- Graham HN, et al. Green tea composition, consumption, and polyphenol chemistry. Prev Med. 1992 May;21（3）:334-350.
- Iso H, et al. The relationship between green tea and total caffeine intake and risk for self-reported type 2 diabetes among Japanese adults. Ann Intern Med. 2006 Apr 18;144（8）:554-562.
- Hursel R, et al. The effects of green tea on weight loss and weight maintenance: a meta-analysis. Int J Obes（Lond）. 2009 Sep;33（9）:956-961.
- Li X, et al. Does tea extract supplementation benefit metabolic syndrome and obesity？ A systematic review and meta-analysis. Clin Nutr. 2020 Apr;39（4）:1049-1058.
- Jurgens TM, et al. Green tea for weight loss and weight maintenance in overweight or obese adults. Cochrane Database Syst Rev. 2012 Dec 12;12:CD008650.
- Lin Y, et al. The effect of green tea supplementation on obesity: A systematic review and dose-response meta-analysis of randomized controlled trials. Phytother Res. 2020 Oct;34（10）:2459-2470.
- Wu CH, et al. Relationship among habitual tea consumption, percent body fat, and body fat distribution. Obes Res. 2003 Sep;11（9）:1088-1095.
- Sang S, et al. The chemistry and biotransformation of tea constituents. Pharmacol Res. 2011 Aug;64（2）:87-99.
- Türközü D, et al. A minireview of effects of green tea on energy expenditure. Crit Rev Food Sci Nutr. 2017 Jan 22;57（2）:254-258.
- Koo S, et al. Green tea as inhibitor of the intestinal absorption of lipids: potential mechanism for its lipid-lowering effect. J Nutr

Biochem. 2007 Mar;18（3）:179-183.
- Yang CS, et al. Mechanisms of body weight reduction and metabolic syndrome alleviation by tea. Mol Nutr Food Res. 2016 Jan;60（1）:160-174.
- Li G, et al. Effect of green tea supplementation on blood pressure among overweight and obese adults: a systematic review and meta-analysis. J Hypertens. 2015 Feb;33（2）:243-254.
- Xu R, et al. Effect of green tea consumption on blood lipids: a systematic review and meta-analysis of randomized controlled trials. Nutr J. 2020 May 20;19（1）:48.
- Tang J, et al. Tea consumption and mortality of all cancers, CVD and all causes: a meta-analysis of eighteen prospective cohort studies. Br J Nutr. 2015 Sep 14;114（5）:673-683.
- Abe S, et al. Green tea consumption and mortality in Japanese men and women: a pooled analysis of eight population-based cohort studies in Japan. Eur J Epidemiol. 2019 Oct;34(10):917-926.

[4-11]
- Loomis D, et al. Carcinogenicity of drinking coffee, mate, and very hot beverages. Lancet Oncol. 2016 Jul;17（7）:877-878.
- Poole R, et al. Coffee consumption and health: umbrella review of meta-analyses of multiple health outcomes. BMJ. 2017 Nov 22;359:j5024.
- Grosso G, et al. Coffee, Caffeine, and Health Outcomes: An Umbrella Review. Annu Rev Nutr. 2017 Aug 21;37:131-156.
- Higdon JV, et al. Coffee and health: a review of recent human research. Crit Rev Food Sci Nutr. 2006;46（2）:101-123.
- Maki C, et al. Coffee extract inhibits adipogenesis in 3T3-L1 preadipocyes by interrupting insulin signaling through the downregulation of IRS1. PLoS One. 2017 Mar 10;12（3）:e0173264.
- Bouchard DR, et al. Coffee, tea and their additives: association with BMI and waist circumference. Obes Facts. 2010 Dec;3（6）:345-352.
- Larsen SC, et al. Habitual coffee consumption and changes in measures of adiposity: a comprehensive study of longitudinal

associations. Int J Obes (Lond) . 2018 Apr;42 (4) :880-886.

- Lee J, et al. Coffee Consumption and the Risk of Obesity in Korean Women. Nutrients. 2017 Dec 8;9 (12) . pii: E1340.
- Nordestgaard AT, et al.Coffee intake and risk of obesity, metabolic syndrome and type 2 diabetes: a Mendelian randomization study. Int J Epidemiol. 2015 Apr;44 (2) :551-565.
- Lee A, et al. Coffee Intake and Obesity: A Meta-Analysis. Nutrients. 2019 Jun 5;11 (6) . pii: E1274.
- Higdon JV, et al. Coffee and health: a review of recent human research. Crit Rev Food Sci Nutr. 2006;46 (2) :101-123.
- Cho AS, et al. Chlorogenic acid exhibits anti-obesity property and improves lipid metabolism in high-fat diet-induced-obese mice. Food Chem Toxicol. 2010 Mar;48 (3) :937-943.
- Welsch CA, et al. Dietary phenolic compounds: inhibition of Na+-dependent D-glucose uptake in rat intestinal brush border membrane vesicles. J Nutr. 1989 Nov;119 (11) :1698-1704.

[4-12]

- Li H, et al. Nut consumption and risk of metabolic syndrome and overweight/obesity: a meta-analysis of prospective cohort studies and randomized trials. Nutr Metab (Lond) . 2018 Jun 22;15:46.
- Guarneiri L, et al. Intake of Nuts or Nut Products Does Not Lead to Weight Gain, Independent of Dietary Substitution Instructions: A Systematic Review and Meta-Analysis of Randomized Trials. Adv Nutr. 2020 Sep 18;nmaa113.
- Akhlaghi M, et al. Effect of nuts on energy intake, hunger, and fullness, a systematic review and meta-analysis of randomized clinical trials. Crit Rev Food Sci Nutr. 2020;60 (1) :84-93.
- Grundy M, et al. Impact of cell wall encapsulation of almonds on in vitro duodenal lipolysis. Food Chem. 2015 Oct 15;185:405-412.
- Alper CM, et al. Effects of chronic peanut consumption on energy balance and hedonics. Int J Obes Relat Metab Disord. 2002 Aug;26 (8) :1129-1137.
- Tapsell L, et al. The effect of a calorie controlled diet containing walnuts on substrate oxidation during 8-hours in a room

calorimeter. J Am Coll Nutr. 2009 Oct;28（5）:611-617.

- Jones P, et al. The effect of dietary oleic, linoleic, and linolenic acids on fat oxidation and energy expenditure in healthy men. Metabolism. 2008 Sep;57（9）:1198-1203.

- Souza R, et al. Association of nut intake with risk factors, cardiovascular disease, and mortality in 16 countries from 5 continents: analysis from the Prospective Urban and Rural Epidemiology (PURE) study. Am J Clin Nutr. 2020 Jul 1;112（1）:208-219.

- Guasch-Ferré M, et al. Nut Consumption and Risk of Cardiovascular Disease. J Am Coll Cardiol. 2017 Nov 14;70 （20）:2519-2532.

- Tindall AM, et al. The effect of nuts on markers of glycemic control: a systematic review and meta-analysis of randomized controlled trials. Am J Clin Nutr. 2019 Feb 1;109（2）:297-314.

[5-1]

- Johns DJ, et al. Diet or exercise interventions vs combined behavioral weight management programs: a systematic review and meta-analysis of direct comparisons. J Acad Nutr Diet. 2014 Oct;114（10）:1557-1568.

- Heymsfield SB, et al. Energy content of weight loss: kinetic features during voluntary caloric restriction. Metabolism. 2012 Jul;61（7）:937-943.

- Colley RC, et al. Variability in adherence to an unsupervised exercise prescription in obese women. Int J Obes (Lond). 2008 May;32（5）:837-844.

[5-2]

- Leibel RL, et al. Changes in energy expenditure resulting from altered body weight. N Engl J Med. 1995 Mar 9;332（10）:621-628.

- Pan WW, et al. Leptin and the maintenance of elevated body weight. Nat Rev Neurosci. 2018 Feb;19（2）:95-105.

- Murray S, et al. Hormonal and neural mechanisms of food reward, eating behaviour and obesity. Nat Rev Endocrinol. 2014 Sep;10（9）:540-552.

- Volkow ND, et al. The dopamine motive system: implications for drug and food addiction. Nat Rev Neurosci. 2017 Nov 16;18 (12) :741-752.
- Muller MJ, et al. Adaptive thermogenesis with weight loss in humans. Obesity (Silver Spring) 2013;21:218–228.
- Greenway FL, et al. Physiological adaptations to weight loss and factors favouring weight regain. Int J Obes (Lond) . 2015 Aug;39 (8) :1188-96. doi: 10.1038/ijo.2015.59.
- Fothergill E, et al. Persistent metabolic adaptation 6 years after "The Biggest Loser" competition. Obesity (Silver Spring) . 2016;24 (8) :1612-1619.
- Weigle DS, et al. Assessment of energy expenditure in ambulatory reduced-obese subjects by the techniques of weight stabilization and exogenous weight replacement. Int J Obes. 1990;14 Suppl 1:69-77;discussion 77-81.

[5-3]

- Broom DR, et al. Influence of resistance and aerobic exercise on hunger, circulating levels of acylated ghrelin, and peptide YY in healthy males. Am J Physiol Regul Integr Comp Physiol. 2009 Jan;296 (1) :R29-35.
- Kawano H, et al. Effects of different modes of exercise on appetite and appetite-regulating hormones. Appetite. 2013 Jul;66:26-33.
- King JA, et al. The acute effects of swimming on appetite, food intake, and plasma acylated ghrelin. J Obes. 2011;2011:351628.
- Ueda S, et al. Effects of walking in water on gut hormone concentrations and appetite: comparison with walking on land. Endocr Connect. 2018 Jan;7 (1) :97-106.
- Schubert MM, et al. Acute exercise and hormones related to appetite regulation: a meta-analysis. Sports Med. 2014 Mar;44 (3) :387-403.
- Schubert MM, et al. Acute exercise and subsequent energy intake. A meta-analysis. Appetite. 2013 Apr;63:92-104.
- King NA, et al. Dual-process action of exercise on appetite control: increase in orexigenic drive but improvement in meal-

induced satiety. Am J Clin Nutr. 2009 Oct;90（4）:921-927.

- Martins C, et al. The effects of exercise-induced weight loss on appetite-related peptides and motivation to eat. J Clin Endocrinol Metab. 2010 Apr;95（4）:1609-1616.

- Quist JS, et al. Effects of active commuting and leisure-time exercise on appetite in individuals with overweight and obesity. J Appl Physiol (1985). 2019 Apr 1;126（4）:941-951.

- Spiering BA, et al. Resistance exercise biology: manipulation of resistance exercise programme variables determines the responses of cellular and molecular signalling pathways. Sports Med. 2008;38（7）:527-540.

- Fazeli PK, et al. Determinants of GH resistance in malnutrition. J Endocrinol. 2014 Jan 27;220（3）:R57-65.

- Gallagher D, et al. Organ-tissue Mass Measurement Allows Modeling of REE and Metabolically Active Tissue Mass. Am J Physiol. 1998 Aug;275（2）:E249-258.

- Johns DJ, et al. Diet or exercise interventions vs combined behavioral weight management programs: a systematic review and meta-analysis of direct comparisons. J Acad Nutr Diet. 2014 Oct;114（10）:1557-1568.

- Wu T, et al. Long-term effectiveness of diet-plus-exercise interventions vs. diet-only interventions for weight loss: a meta-analysis. Obes Rev. 2009 May;10（3）:313-323.

［5-4］

- Després JP, et al. Abdominal obesity and metabolic syndrome. Nature. 2006 Dec 14;444（7121）:881-887.

- Higashida K, et al. Effects of resveratrol and SIRT1 on PGC-1α activity and mitochondrial biogenesis: a reevaluation. PLoS Biol. 2013 Jul;11（7）:e1001603.

- Tchernof A, et al. Pathophysiology of human visceral obesity: an update. Physiol Rev. 2013 Jan;93（1）:359-404. Franz MJ, et al. Weight-loss outcomes: a systematic review and meta-analysis of weight-loss clinical trials with a minimum 1-year follow-up. J Am Diet Assoc. 2007 Oct;107（10）:1755-1767.

- Verheggen RJ, et al. A systematic review and meta-analysis on the effects of exercise training versus hypocaloric diet: distinct effects on body weight and visceral adipose tissue. Obes Rev. 2016 Aug;17 (8) :664-690.
- Rebuffé-Scrive M, et al. Metabolism of adipose tissue in intraabdominal depots of nonobese men and women. Metabolism. 1989 May;38 (5) :453-458.

[5-5]
- Bramble DM, et al. Endurance running and the evolution of Homo. Nature. 2004 Nov 18;432 (7015) :345-352.
- Van Loon LJ, et al. The effects of increasing exercise intensity on muscle fuel utilisation in humans. J Physiol. 2001 Oct 1;536 (Pt 1) :295-304.
- Romijn JA, et al. Regulation of endogenous fat and carbohydrate metabolism in relation to exercise intensity and duration. Am J Physiol. 1993 Sep;265 (3 Pt 1) :E380-391.
- Powers SK, et al. Exercise Physiology: Theory and Application to Fitness and Performance. McGraw-Hill Humanities Social 2014. Klein S, et al. Fat metabolism during low-intensity exercise in endurance-trained and untrained men. Am J Physiol. 1994 Dec;267 (6 Pt 1) :E934-940.
- Horowitz JF, et al. Lipid metabolism during endurance exercise. Am J Clin Nutr. 2000 Aug;72 (2 Suppl) :558S-563S.
- Achten J, et al. Relation between plasma lactate concentration and fat oxidation rates over a wide range of exercise intensities. Int J Sports Med. 2004 Jan;25 (1) :32-37.
- Capostagno B, et al. Higher fat oxidation in running than cycling at the same exercise intensities. Int J Sport Nutr Exerc Metab. 2010 Feb;20 (1) :44-55.
- Tsintzas K, et al. Effect of exercise mode on0 blood glucose disposal during physiological hyperinsulinaemia in humans. Eur J Appl Physiol. 2003 Apr;89 (2) :217-220.

[5-6]
- Dulloo AG, et al. Poststarvation hyperphagia and body fat

overshooting in humans: a role for feedback signals from lean and fat tissues. Am J Clin Nutr. 1997;65（3）:717-723

- Blundell JE, et al. Body composition and appetite: fat-free mass (but not fat mass or BMI) is positively associated with self-determined meal size and daily energy intake in humans. Br J Nutr. 2012 Feb;107（3）:445-449.

- Hopkins M, et al. Modelling the associations between fat-free mass, resting metabolic rate and energy intake in the context of total energy balance. Int J Obes (Lond). 2016 Feb;40（2）:312-318.

- Vink RG, et al. The effect of rate of weight loss on long-term weight regain in adults with overweight and obesity. Obesity (Silver Spring). 2016 Feb;24（2）:321-327.

- Turicchi J, et al. Associations between the proportion of fat-free mass loss during weight loss, changes in appetite, and subsequent weight change: results from a randomized 2-stage dietary intervention trial. Am J Clin Nutr. 2020 Mar 1;111（3）:536-544.

- Turicchi J, et al. Associations between the rate, amount, and composition of weight loss as predictors of spontaneous weight regain in adults achieving clinically significant weight loss: A systematic review and meta-regression. Obes Rev. 2019 Jul;20（7）:935-946.

- Dulloo AG, et al. How dieting makes the lean fatter: from a perspective of body composition autoregulation through adipostats and proteinstats awaiting discovery. Obes Rev. 2015 Feb;16 Suppl 1:25-35.

[5-7]

- Rojo-Tirado MÁ, et al. Body Composition Changes after a Weight Loss Intervention: A 3-Year Follow-Up Study. Nutrients. 2021 Jan 7;13（1）:164.

- O'Donoghue G, et al. What exercise prescription is optimal to improve body composition and cardiorespiratory fitness in adults living with obesity？ A network meta-analysis. Obes Rev. 2021 Feb;22（2）:e13137.

- Schoenfeld BJ, et al. Strength and Hypertrophy Adaptations

Between Low- vs. High-Load Resistance Training: A Systematic Review and Meta-analysis. J Strength Cond Res. 2017 Dec;31 (12) :3508-3523.

- Paoli A, et al. Resistance Training with Single vs. Multi-joint Exercises at Equal Total Load Volume: Effects on Body Composition, Cardiorespiratory Fitness, and Muscle Strength. Front Physiol. 2017 Dec 22;8:1105.
- Brunelli DT, et al. Acute low- compared to high-load resistance training to failure results in greater energy expenditure during exercise in healthy young men. PLoS One. 2019 Nov 11;14 (11) :e0224801.
- Biolo G, et al. An abundant supply of amino acids enhances the metabolic effect of exercise on muscle protein. Am J Physiol. 1997 Jul;273 (1 Pt 1) :E122-129.
- Morton RW, et al. A systematic review, meta-analysis and meta-regression of the effect of protein supplementation on resistance training-induced gains in muscle mass and strength in healthy adults. Br J Sports Med. 2018 Mar;52 (6) :376-384.
- Phillips SM, et al. A brief review of critical processes in exercise-induced muscular hypertrophy. Sports Med. 2014 May;44 Suppl 1 (Suppl 1) :S71-77.
- Hudson JL, et al. Effects of protein supplements consumed with meals, versus between meals, on resistance training-induced body composition changes in adults: a systematic review. Nutr Rev. 2018 Apr 25.

[5-8]

- Katch FI, et al. Effects of sit up exercise training on adipose cell size and adiposity. Res Q 55: 242–247, 1984.
- Vispute SS, et al. The effect of abdominal exercise on abdominal fat. J Strength Cond Res. 2011 Sep;25 (9) :2559-2564.
- Kostek MA, et al. Subcutaneous fat alterations resulting from an upper-body resistance training program. Med Sci Sports Exerc. 2007 Jul;39 (7) :1177-1185.
- Ramírez-Campillo R, et al. Regional fat changes induced by

localized muscle endurance resistance training. J Strength Cond Res. 2013 Aug;27（8）:2219-2224.

- Bouchard C, et al. Genetic and nongenetic determinants of regional fat distribution. Endocr Rev. 1993 Feb;14（1）:72-93.
- Horowitz JF, et al. Fatty acid mobilization from adipose tissue during exercise. Trends Endocrinol Metab. 2003 Oct;14（8）:386-392.

[6-1]

- Ohayon MM, et al. Meta-analysis of quantitative sleep parameters from childhood to old age in healthy individuals: developing normative sleep values across the human lifespan. Sleep. 2004 Nov 1;27（7）:1255-1273.
- Sutanto CN, et al. Association of Sleep Quality and Macronutrient Distribution: A Systematic Review and Meta-Regression. Nutrients. 2020 Jan 2;12（1）:126.
- Zhou J, et al. Higher-protein diets improve indexes of sleep in energy-restricted overweight and obese adults: results from 2 randomized controlled trials. Am J Clin Nutr. 2016 Mar;103（3）:766-774.
- Markus CR, et al. Evening intake of alpha-lactalbumin increases plasma tryptophan availability and improves morning alertness and brain measures of attention. Am J Clin Nutr. 2005 May;81（5）:1026-1033.
- Vlahoyiannis A, et al. A Systematic Review, Meta-Analysis and Meta-Regression on the Effects of Carbohydrates on Sleep. Nutrients. 2021 Apr 14;13（4）:1283.
- Luo J, et al. Associations of Dietary ω-3, ω-6 Fatty Acids Consumption with Sleep Disorders and Sleep Duration among Adults. Nutrients. 2021 Apr 27;13（5）:1475.

[6-2]

- Kline CE, et al. Physical activity and sleep: An updated umbrella review of the 2018 Physical Activity Guidelines Advisory Committee report. Sleep Med Rev. 2021 Apr 9;58:101489.
- Kovacevic A, et al. The effect of resistance exercise on sleep: A

systematic review of randomized controlled trials. Sleep Med Rev. 2017 Jul 19. pii: S1087-0792 (16) 30152-30156.

[6-3]

- Fullagar HH, et al. Sleep and athletic performance: the effects of sleep loss on exercise performance, and physiological and cognitive responses to exercise. Sports Med. 2015 Feb;45 (2) :161-186.
- Kecklund G, et al. Health consequences of shift work and insufficient sleep. BMJ. 2016 Nov 1;355:i5210.
- Cook C, et al. Acute caffeine ingestion's increase of voluntarily chosen resistance-training load after limited sleep. Int J Sport Nutr Exerc Metab. 2012 Jun;22 (3) :157-164.
- Reilly T, Piercy M. The effect of partial sleep deprivation on weight-lifting performance. Ergonomics 1994; 37 (1) :107–115.
- Souissi N, et al. Effects of time-of-day and partial sleep deprivation on short-term maximal performances of judo competitors. J Strength Cond Res. 2013 Sep;27 (9) :2473-2480.
- Knowles OE, et al. Inadequate sleep and muscle strength: Implications for resistance training. J Sci Med Sport. 2018 Feb 2. pii: S1440-2440 (18) 30030-30036.
- Skein M, et al. Intermittent-sprint performance and muscle glycogen after 30 h of sleep deprivation. Med Sci Sports Exerc. 2011 Jul;43 (7) :1301-1311.
- Sweeney EL, et al. Skeletal muscle insulin signaling and whole-body glucose metabolism following acute sleep restriction in healthy males. Physiol Rep. 2017 Dec;5 (23) .
- Bonnar D, et al. Sleep Interventions Designed to Improve Athletic Performance and Recovery: A Systematic Review of Current Approaches. Sports Med. 2018 Mar;48 (3) :683-703.

KAGAKU TEKI NI TADASHII DIET SAIKO NO KYOKASHO
© Takumasa Anno 2021
First published in Japan in 2021 by KADOKAWA CORPORATION, Tokyo. Simplified Chinese translation rights arranged with KADOKAWA CORPORATION, Tokyo through The English Agency (Japan) Ltd.

© 2023，辽宁科学技术出版社。
著作权合同登记号：第 06-2022-129 号。

图书在版编目（CIP）数据

科学正确的减肥法 / (日) 庵野拓将著；张军译. —沈阳：辽宁科学技术出版社，2023.5
ISBN 978-7-5591-2908-6

Ⅰ . ①科… Ⅱ . ①庵… ②张… Ⅲ . ①减肥—基本知识 Ⅳ . ① R161

中国国家版本馆 CIP 数据核字（2023）第 025674 号

出版发行：辽宁科学技术出版社
　　　　　（地址：沈阳市和平区十一纬路 25 号 邮编：110003）
印 刷 者：辽宁新华印务有限公司
经 销 者：各地新华书店
幅面尺寸：130mm×184mm
印 张：11
字 数：250 千字
出版时间：2023 年 5 月第 1 版
印刷时间：2023 年 5 月第 1 次印刷
责任编辑：朴海玉
版式设计：袁　舒
封面设计：周　洁
责任校对：闻　洋

书　　号：ISBN 978-7-5591-2908-6
定　　价：58.00 元

联系电话：024-23284367
邮购热线：024-23284502